Foto: privat

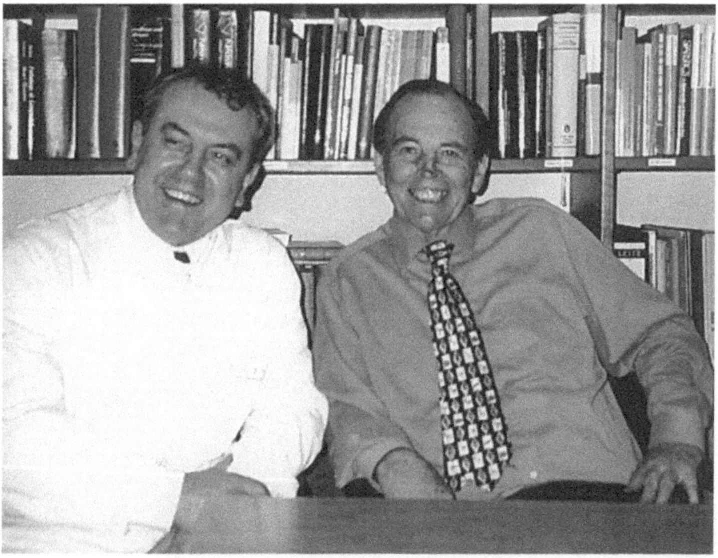

Professor Roland Hetzer gemeinsam mit Professor Christiaan Barnard, der am 3. Dezember 1967 die erste Herztransplantation im Groote Schuur Hospital in Kapstadt durchführte

Prof. Dr. med. Roland Hetzer

Meine Leidenschaft ist das Herz

Erinnerungen eines Pioniers der Herzchirurgie

Unter Mitarbeit von Regina Carstensen
Herausgegeben von Friedrich-Karl Sandmann

Insel Verlag

Originalausgabe
Erste Auflage 2021

Satz: Dörlemann Satz, Lemförde
Druck: GGP Media GmbH, Pößneck
Printed in Germany
ISBN 978-3-458-17904-7

Inhalt

Prolog – Ein neues Herz

Der Brustkorb liegt offen vor uns, blutgefüllte Schläuche führen hinein. Zweiundzwanzig Augenpaare schauen gebannt auf das, was sie im großen Operationssaal der Klinik für Herz-, Thorax- und Gefäßchirurgie der Medizinischen Hochschule Hannover gleich zu sehen hoffen. Einzig Dagmar Schaps, die Anästhesistin, schaut konzentriert auf die Monitore, die die Vitalfunktionen des Patienten überwachen, die Blutdruckwerte, das Elektrokardiogramm, das Auskunft über die Herztätigkeit gibt. Und sie hat die Herz-Lungen-Maschine im Blick. Sie hat vor wenigen Minuten die Arbeit des Herzens übernommen. Bis auf die Geräusche der Maschine herrscht atemlose Stille.

Das Team hat diesen Vorgang oft geprobt und trainiert. Monatelang. Vier von uns waren in Stanford gewesen, im Medical Center, dem Mekka der Herztransplantationen, darunter mein Assistenzarzt Dr. Henning Warnecke, der sich gerade im Nebensaal um das Spenderherz gekümmert hat. Unsere Blicke treffen sich, wir scheinen beide dasselbe zu denken. Bislang ist alles überraschend gut gelaufen. Ich habe jetzt das Herz des Patienten entfernt. Das, was man wirklich entfernt, sind die Herzkammern, und die Vorhöfe werden zur Hälfte abgetrennt. Zurück bleiben die Hinterwände der Vorhöfe, in die die Hohlvenen und die Lungenvenen einmünden. Auch die Lungenschlagader und die Aorta habe ich oberhalb der Kammern durchtrennt. Bis dahin war alles nur Routine. Das Entscheidende liegt noch vor uns.

Die Uhr an der Wand zeigt halb neun abends. Vor eineinhalb Stunden haben wir angefangen.

Noch am Morgen wusste ich nicht, dass es heute passieren würde. Wie jeden Tag hatte ich mich auch an diesem 21. Juli 1983 auf den Weg in die Klinik gemacht, war ungeachtet des herrlichen Sommerwetters meinen OP-Plan für die nächsten Stunden im Kopf durchgegangen, dachte an meinen Chef Hans Georg Borst, der sich in seinem Landhäuschen in Österreich von einer Knieoperation erholte. An der Pforte traf ich auf Christoph Brölsch. Er arbeitet unter Rudolf Pichlmayr, dem Spezialisten in unserem Haus, wenn es um die Transplantation von Nieren und der Leber geht.

Er grinste und sagte: »Schon gehört? Bei uns gibt es ein Spenderherz für eine Herztransplantation. Ihr habt doch seit Langem vor, eine Herztransplantation zu wagen. Willst du's machen? Die Chance ist jetzt da.«

»Ich weiß nicht so recht«, antwortete ich zögernd, völlig überrascht über diese Möglichkeit, die sich mir da gerade auftat. »Borst wollte den ersten Eingriff vornehmen. Da will ich nicht dazwischenfunken.«

»Aber er ist nun mal nicht da. Denk daran, nicht jeden Tag haben wir ein Spenderherz zur Verfügung. Spender und Empfänger im selben Krankenhaus. Es muss nicht weit transportiert werden, nur von einem OP-Saal zum nächsten, besser geht's doch gar nicht.«

»Na ja«, stotterte ich. »Das ist schon wahr. Aber ich muss mir erst einmal den Spender anschauen. Es muss passen.«

»Na, dann komm mit. Es ist übrigens eine Spenderin. Ein junges Mädchen, fünfzehn Jahre alt. Hatte einen schweren Verkehrsunfall. Schreckliche Sache.«

»Der Hirntod ist schon festgestellt worden?«, fragte ich nach, um ganz sicherzugehen.

»Also, das ist das Erste, was wir tun. Nulllinie im EEG. Sämtlicher Ausfall aller Steuerungsfunktionen des Gehirns. Glaubst du etwa, wir gehen damit verantwortungslos um?«

Natürlich glaubte ich das nicht.

Kurz danach hatte ich mir die junge Frau in der Pichlmayr-Abteilung angeschaut. Da lag sie. Viel zu früh war sie gestorben, was mussten ihre Angehörigen durchmachen, ihre Eltern, womöglich hatte sie Geschwister. Immerhin, so erfuhr ich noch, Vater und Mutter hatten zugestimmt, dass wir die Organe ihrer Tochter entnehmen durften. Das Mädchen hatte noch keinen Organspendeausweis (überhaupt besitzen bis heute viel zu wenige Menschen einen).

Bei einer Transplantation ist immer einer der Beteiligten ein Toter, dachte ich und: In der Vergangenheit waren es oft zwei gewesen, der Spender und der Empfänger. Die Patienten, die ein neues Herz empfangen hatten, starben oft kurze Zeit nach dem Eingriff. Anfangs scheiterten viele Fälle sogar schon gleich zu Beginn der Operation. Aber man hatte dazugelernt, und in Stanford waren seitdem strenge Kriterien entwickelt worden. Inzwischen lebten 50 Prozent der Operierten länger als fünf Jahre. Doch es mussten einfach noch mehr werden – vor allem sollte heute nicht ein weiterer tragischer Fall hinzukommen, am Tag meiner ersten Herztransplantation.

Nachdem ich das Zimmer des jungen Mädchens verlassen hatte, rief ich meinen Assistenzarzt an. »Warnecke, bei Pichlmayr in der Klinik gibt es ein Spenderherz.«

»Haben wir denn dafür einen geeigneten Empfänger?«, fragte Dr. Warnecke, sofort hellwach.

»Ich habe an Stephanus Göppert gedacht. Ich weiß, er erfüllt nicht alle Auswahlkriterien. Er ist voroperiert, sein Herz weist Verwachsungen auf, die müssen erst einmal gelöst werden, bevor man das Herz entnehmen kann. Eine Bypass-OP hat er schon hinter sich. Aber immerhin ist er nicht über fünfzig ...« Nach den Stanford-Kriterien sollten die Patienten, bei denen man vorhatte, ein Herz zu transplantieren, möglichst unter fünfzig sein. Eine Festlegung.

»Nun, aber neunundvierzig, nicht weit davon entfernt«, warf Warnecke ein. Zu Recht, und er kannte den Patienten.

»Sicher, das stimmt. Aber wer ein Herz transplantiert bekommt – das ist immer der letzte Ausweg –, da sind die Bedingungen nie ideal.«

»Auch wieder wahr, und er hat eine schwere Herzinsuffizienz, die mit Medikamenten kaum noch beherrschbar ist. Er braucht dringend ein neues Herz. Haben Sie den Patienten gestern gesehen?«

»Ja, da war er aber so eingeschränkt, dass er nur langsam gehen konnte und bei der geringsten Belastung schwere Luftnot bekam. Wir wissen beide, ohne eine Transplantation stirbt er. Und das schon sehr bald.«

»Unabhängig davon – ist der Spender überhaupt ideal? Ein junges Mädchen hat in der Regel ein kleines Herz, und daher ist es vielleicht nicht in der Lage, einen großen Kreislauf zu unterhalten.«

Wieder ein berechtigter Einwand. Eigentlich. »Ich habe mir das Herz genau angeschaut, es müsste trotzdem klappen. Außerdem stimmt die Blutgruppe überein. Stellen Sie sich jedenfalls mal darauf ein, dass wir womöglich operieren werden.«

»Alles klar.«

Anschließend rief ich meinen Chef in Österreich an und schilderte ihm die Situation.

»Aber wir sollten noch warten!«, war sein Kommentar. Kein weiteres Wort.

Gut, dachte ich, dann eben nicht. Natürlich wollte er die erste Herztransplantation in Norddeutschland höchstpersönlich machen – insgesamt gab es bislang zwölf solcher Eingriffe in Deutschland, alle vorgenommen in München, zwei am dortigen Deutschen Herzzentrum, zehn am Universitätsklinikum Großhadern. Ich konnte ihn verstehen, schließlich würde der Eingriff für großes Aufsehen sorgen, und bei solch spektakulären Fällen drehte sich am Ende alles um den Chirurgen. Das wäre dann ich. Ohne noch weiter zu argumentieren, fing ich eine andere Operation an, mein OP-Plan hatte sich sowieso verschoben.

Wenige Stunden später jedoch wollte Hans Georg Borst mich sprechen. Er verlangte nähere Informationen, und ich gab sie ihm, verwies darauf, dass es kaum eine geeignetere Gelegenheit geben würde, außerdem wären wir bestens vorbereitet. Am Ende des Gesprächs gab er seine Einwilligung, meinte: »Na, dann versuch es. Good luck!«

»Wahrscheinlich geht Borst davon aus, dass es eh schiefgeht«, sagte ich zu Warnecke, als ich ihm erklärte, dass wir nun doch das Okay von unserem Chef hätten.

Stephanus Göppert, der Patient, wurde einbestellt und auf die Transplantation vorbereitet. Schon vor einiger Zeit hatten wir mit ihm über ein neues Herz gesprochen. Er wusste, was ihn erwartete, was alles an Komplikationen auftreten konnte, bis hin zu der Tatsache, dass sein Körper das fremde Herz womöglich abstoßen würde. Das größte Risiko dabei. Und dass diese Transplantation nicht nur eine große körperliche, sondern auch eine enorme psychische Belastung darstellte. Er hatte sich alles ruhig angehört, dann gesagt: »Angesichts meines düsteren Schicksals bin ich damit völlig einverstanden.«

Und nun liegt Stephanus Göppert bei uns auf dem Tisch – bereit für ein Weiterleben. Im OP-Raum nebenan wartet sein neues Herz auf ihn. Ich gehe hinüber in den Saal und entnehme das von Warnecke vorbereitete Herz des hirntoten Mädchens, nachdem ich es mit einer kalten, wässrigen Lösung stillgelegt habe. Jetzt muss alles schnell gehen, denn ab diesem Augenblick ist das Spenderherz nicht mehr durchblutet. Eilig mache ich mich auf den Weg rüber in den Empfänger-Operationssaal.

Doch bevor ich beginne, das Herz einzunähen, halte ich eine Sekunde inne. Ich denke nicht an den Patienten, nicht an das, was passieren könnte, sondern einzig an das, was ich technisch zu tun habe. Ich lege das Herz in den leeren Brustkorb ein. Das Einnähen erfolgt ebenfalls nach Stanford-Vorgaben: erst linker Vorhof, dann rechter Vorhof, danach die Pulmonalarterie, zuletzt die Aorta, mit fortlaufender feiner Naht. Nach und nach fügen sich alte und neue Strukturen zusammen. Eigentlich eine verhältnismäßig einfache Sache, aber mit dieser Aussage hatte ich mir keine Freunde gemacht. Gerade ältere Chirurgen, die großen Respekt vor einer Herztransplantation hatten, haben mich oft genug zurechtgewiesen: »Sei still, sag das nicht so laut.« Sie wussten, dass in der Frühphase der Herztransplantationen die Versuche vielfach an operationstechnischen Problemen gescheitert waren.

Nun nähe ich Schrittmacherdrähte aufs transplantierte Herz, sie sollen den Start im anderen Körper stimulieren. Bei eventuell später auftretenden Herzrhythmusstörungen sind sie eine weitere Vorsichtsmaßnahme, um dem neuen Herzen einen gewissen Rhythmus aufzuzwingen.

Das Herz ist von Nerven durchzogen, sie haben einen nicht unerheblichen Einfluss auf das Organ. Vor allem ist es mit dem autonomen Nervensystem verbunden, dem sympathischen Nervensystem (Sympathikus) sowie dem parasympathischen Nervensystem (Parasympathikus). Wird etwa der Sympathikus stimuliert, weil der Patient sich aufregt, sich freut oder wütend ist, dann schlägt das Herz auch schneller, alles übermittelt von Nerven, die wir nicht kontrollieren können, deshalb »autonom«. Unabhängig davon ist das Herz (wie überhaupt der gesamte Kreislauf) auch stimulierbar durch Hormone, etwa Adrenalin oder Noradrenalin, die in verschiedenen Teilen des Körpers, vor allem aber im Nebennierenmark gebildet werden.

Nur: Die Stimulation über die Nerven ist eine schnellere als die über Hormone. Doch bei einer Herztransplantation werden die Nervenfasern komplett durchtrennt, auch wachsen sie nicht wieder nach. Man hat mehrmals eine nervale Überbrückung versucht, sodass Impulse vom Empfänger aus auf das transplantierte Herz stattfinden können, aber bisher ist es nicht gelungen. Wo die Durchtrennungslinien sind und später die Nähte der Vereinigung mit dem neuen Herzen, da entstehen Narben, und über diese Barriere führt kein Nerv hinweg.

Mit Stephanus Göppert habe ich vor dem Eingriff darüber gesprochen: »Die Stimulation Ihres transplantierten Herzens erfolgt nicht mehr über Nerven, sondern nur über Hormone. Haben Sie eine anstrengende Sache vor sich, müssen Sie wissen, dass die Ausschüttung von Adrenalin länger dauert. Sie tun gut daran, sich mental darauf vorzubereiten, sich quasi langsam warmzulaufen, bis Sie die volle Wirkung der Hormone zu spüren bekommen. Und gleichermaßen ist es auch umgekehrt: Verringert sich die Ausschüttung der Hormone, dauert es dennoch eine gewisse Zeit, bis die Wirkung abklingt. Plötzliches Aufstehen nach dem Aufwachen – da kann es passieren, dass Ihnen schwindlig wird. Sie haben dann nicht lange genug gewartet, bis Ihr Adrenalin Herz und Kreislauf ausreichend stimuliert hat. Sie können sogar in Ohnmacht fallen, eine Synkope erleiden, wenn Sie sich ohne Vorbereitung anstrengen.« Ich sagte ihm noch, weil er es wissen wollte, dass Nerven und Hormone ansonsten von der Funktion her gleich sind. Der Körper stellt sich darauf ein, denn er erhält so oder so ein Feedback über die Funktion des Herzens. Natürlich verändert der Körper bei einer rein hormonellen Stimulation auch sein Hormonbild. Sein Körpergedächtnis. Er weiß recht bald: »Hoppla, ich muss in dieser Situation mehr oder früher Hormone ausschütten.« Er ist da sehr lernfähig.

Während ich die letzten Stiche mache, denke ich noch: Das Herz hat eine besondere Rolle, weil es ständig in Bewegung ist, ganz im Gegensatz zu den anderen Organen. Und es ist auch nicht durch den Willen des Trägers zu beeinflussen. Niemand kann sagen: »Herz, jetzt schlag mal ein bisschen schneller.« Das tut es nur, wenn eine Belastung da ist. Oder Kummer oder Freude. Das Herz spiegelt die Situationen wider, in denen sich ein Mensch befindet. Es ist so etwas wie ein zweites Ego – ob man will oder nicht. Daher sind die Hemmungen vor einer Transplantation eines Herzens oder die Vorstellung eines künstlichen Herzens nachvollziehbar. Seit alters her wurde das Herz als eigenes Wesen angesehen.

Der letzte Stich ist gemacht. Fertig.

Und nun?

Das Herz muss durchblutet werden. Dafür löse ich die Klemme an der Hauptschlagader. Wenn das Blut in den Koronarkreislauf einströmt und sich das vorher kalte, reglose Herz rot färbt, beginnen langsam Bewegungen, die zu Kammerflimmern führen können. Ein Elektroschock bringt meist schnell einen geordneten Rhythmus, dann wird das Herz nach und nach mit Blut belastet, bis es schließlich ohne die Herz-Lungen-Maschine auskommt.

Dagmar Schaps nickt mir zu. Es hat geklappt. Das neue Herz schlägt im normalen Sinusrhythmus. Große Erleichterung. Bei allen. Spürbar.

»Wir können den Patienten von der Herz-Lungen-Maschine nehmen und zunähen«, sage ich mit leicht rauer Stimme. »Er wird nur noch künstlich beatmet. Morgen sehen wir weiter.«

Erneut blicke ich zur Uhr hinüber. Nicht mal drei Stunden sind vergangen. Es war wirklich keine komplizierte, auch keine lange Operation, die tatsächlich kritischen Phasen einer Herztransplantation kommen erst noch. Wird das neue Organ auf Dauer angenommen? Wird es abgestoßen? Im Moment kann ich nur hoffen. Aber morgen ist morgen. In diesen Minuten bin ich unendlich glücklich.

»Ich danke euch allen«, sage ich zu meinem Team. »Nach München nun Hannover. Ein Anfang ist gemacht.«

1 *Aus dem Sudetenland in die Augsburger Pathologie*

Herzchirurg hatte ich gar nicht werden wollen. Urologe, das hatte ich mir in den Kopf gesetzt. Warum auch immer, denn aus meiner Familie hatte keiner Ahnung, was ein Medizinstudium beinhaltete, ich selbst war nie krank gewesen, hatte nie in einem Krankenhaus gelegen. Mein Vater hatte seinen – einen anderen – Plan mit mir gehabt: höhere Laufbahn bei der Bundesbahn. Verständlich, er war Eisenbahner.

Zur Welt kam ich am 17. Januar 1944 im Erzgebirge, nördlich von Karlsbad, nicht weit von der tschechisch-sächsischen Grenze entfernt. Neuhammer (heute Nové Hamry) ist mein Geburtsort. Ich stamme also aus Böhmen, dem einstigen Sudetenland. Das Erzgebirge war seit dem Mittelalter eine Bergbauregion, aber meine Großeltern betrieben Landwirtschaft, einer einen Viehhandel, und beide Großväter waren zudem Soldaten der österreich-ungarischen Monarchie im Ersten Weltkrieg gewesen, denn Böhmen gehörte zum Habsburgerreich. Erst nach dem Ende des Ersten Weltkriegs wurde die Tschechoslowakei gegründet, wobei ihre deutschsprachigen Bewohner die zweitgrößte Bevölkerungsgruppe bildeten, sie lebten überwiegend in den gebirgigen Randgebieten.

Es gab damals die Idee eines mehrsprachigen, dennoch einheitlichen Staats, und die Tschechen hatten sich bei dieser Vorstellung die Schweiz als Vorbild genommen. Sie setzte sich nicht durch. Besonders während der Weltwirtschaftskrise gab es verstärkt Spannungen zwischen den unterschiedlichen Bevölkerungsgruppen, so fühlte sich die deutschsprachige Bevölkerung auf die eine oder andere Weise, etwa durch feindliche Aktionen und wirtschaftliche Benachteiligungen, bedroht. Als Hitler tönte, er wolle die Tschechoslowakei angreifen, wolle Krieg, kam es im Herbst 1938 zum Münchner Abkommen, einem Vertrag, der Hitler erlaubte, das Sudetenland zu besetzen. Dieser Grundkonflikt spiegelte sich auch in unserer Familie wider, mein Vater, Alois Hetzer, war jemand, der eher versöhnlich auf die Tschechen zuging. Er hatte eine kaufmännische Lehre gemacht, arbeitete danach im Eisenhandel, und in der Weltwirtschaftskrise Ende der Zwanzigerjahre hatte er sich freiwillig zum tschechischen Militär gemeldet, als Langzeitsoldat; stationiert war er in Prag. Die Familie meiner Mutter war mehr deutsch orientiert und hing dann auch der Partei von Konrad Henlein an, der Sudetendeutschen Heimatfront, und nachdem im November 1938 Hitler das Sudetenland übernommen hatte, wurde Henlein, der enge Kontakte zu den Nationalsozialisten hielt, Gauleiter im Sudetengau.

Trotz dieser politischen Differenzen hatten meine Eltern 1941 geheiratet. Nach seiner Zeit als Soldat kehrte mein Vater nach Hause zurück, nach Herscheditz, dem heutigen Herstošice, einem Ort auf halber Strecke zwischen Prag und Karlsbad, und zur Reichsbahn. Als Reichsbahner wurde er in den Ort versetzt, in dem meine Mutter lebte, nach Neuhammer. Mein Vater wurde noch im Jahr der Hochzeit als Reichsbahnbeamter nach Russland geschickt. Wegen seiner tschechischen Militärvergangenheit hielt man ihn wohl nicht für so zuverlässig, um dem Heer zu dienen. Glück für ihn, denn so stiegen seine Chancen, den Krieg zu überleben.

Edvard Beneš, ehemaliger und auch späterer tschechoslowakischer Präsident, arbeitete vom Londoner Exil aus an einer Wiedererrichtung seines Landes, und nach dem Zweiten Weltkrieg erließ er Dekrete, die zu wilden Pogromen und Vertreibungen der Deutschen aus der Tschechoslowakei führten.

Darunter litt auch die gesamte Familie meines Vaters, die in ein Lager kam. Schließlich gehörte sie mit zu den Ersten, die nach Westen ausgewiesen wurden, ein Teil nach Bayern, ein Teil nach Groß-Hessen, in die amerikanische Besatzungszone. Meine Eltern und ich wurden Ende 1946 ausgesiedelt. Die tschechische Vergangenheit meines Vaters (und seine Tätigkeit bei der Bahn) hatte immerhin noch den Vorteil gehabt, dass man ihm einen Viehwaggon bereitstellte, sodass meine Eltern ihre Möbel mitnehmen konnten; viele andere waren komplett enteignet worden. In meiner Wohnung in Berlin habe ich nach dem Tod meiner Mutter Anna aus ihrem Haus das komplette Küchenensemble, mit dem sie ausgesiedelt war, übernommen, einschließlich einem Spültisch – so lebe ich nun darin mit meinen ganz eigenen Erinnerungen.

Die Möbel und anderen Habseligkeiten wurden in Augsburg erst einmal untergestellt, wir selbst kamen in einer ehemaligen Textilfabrik unter, nun umgewandelt in ein Flüchtlingslager. Eine riesige Halle, mit Hunderten von Menschen, die sich mithilfe von Decken kleine Nischen einrichteten, um eine gewisse Privatsphäre zu haben, wenn man denn davon überhaupt reden konnte. Nach einem halben Jahr wurden wir dann in einem Dorf auf einem Bauernhof einquartiert, im schwäbischen Ottmarshausen bei Augsburg, denn in den ausgebombten Städten war kein Platz. Viele Bauern aus der Umgebung mussten Räume hergeben für die Flüchtlinge, worüber sie meist alles andere als glücklich waren. Der Bauer, zu dem wir kamen, wusste nichts von uns, er selbst befand sich in russischer Kriegsgefangenschaft und kehrte erst später aus ihr zurück. Als er uns auf seinem Hof vorfand, zeigte er sich auch nicht gerade erfreut.

Anfangs arbeitete mein Vater für die Amerikaner in Augsburg, und während dieser Zeit passierte er noch mehrmals die Grenze von Sachsen zur Tschechoslowakei, um verschiedene

Dinge aus unserer ehemaligen Wohnung herauszuholen, etwa eine Nähmaschine, einen Fotoapparat, das Radio. Bei einem dieser Ausflüge wurde er festgenommen, denn er betrat unerlaubt das sowjetische Besatzungsgebiet. Schon wegen der dort vorhandenen Uranvorkommen wurde dort stark kontrolliert. Ein erheblicher Teil des Urans, das die Sowjets für ihre Atombombe brauchten, stammte damals aus dem Erzgebirge zwischen Sachsen und Böhmen. Da es nicht genügend Freiwillige gab, wurden schon im September 1945 geeignete Bergleute unter Druck rekrutiert. Zwangsweise schickten die sowjetischen Besatzer die Leute in die Stollen, um schnellstmöglich eine nennenswerte Uranproduktion in Gang zu bringen. Ein dunkles Kapitel der Geschichte, noch immer.

Nachdem man meinen Vater also auf seinen illegalen Touren erwischt hatte, kam er ins Gefängnis nach Zwickau. Unter großen Mühen versuchte meine Mutter herauszufinden, wo ihr Mann steckte. Immerhin war er nicht nach Hause gekommen, da musste etwas passiert sein. Als sie es dann in Erfahrung gebracht hatte, machte sie sich auf den Weg in die sowjetische Besatzungszone. In Nürnberg übernachtete sie im Bahnhof, weil erst am nächsten Tag ein Zug weiterfuhr, wo man ihr aber das Geld stahl. Sie musste noch einmal umkehren, sich neues Geld holen und einen zweiten Anlauf starten. Dieses Mal schaffte sie es bis nach Zwickau. Im Gefängnis konnte sie mit dem zuständigen russischen Offizier reden, der ihr aber nur lapidar erklärte: »Ihren Mann können Sie vergessen, er kommt für zwanzig Jahre nach Sibirien.« Sie zuckte zusammen, das war eine Ansage. Niedergeschlagen kehrte sie nach Ottmarshausen zurück.

Erstaunlich war dann aber, dass mein Vater eines Tages, nach nur wenigen Monaten, plötzlich wieder vor unserer Tür stand; ohne Ankündigung hatte man ihn entlassen. Angst um ihn hatte ich nicht gehabt, ich war drei oder vier Jahre alt, für mich war er einfach nicht da. Als Kind empfindet man nicht so wie als Erwachsener. Ich ging nach der Ernte mit meiner Mutter auf die Felder, um eine Nachlese zu machen. Wir sammelten die übrig gebliebenen Ähren vom Boden auf, taten sie in einen Sack und gingen damit zu einer Mühle, wo wir mit vielen anderen anstehen mussten, die ähnlich wie wir für das gesammelte Getreide eine entsprechende Menge Mehl bekommen wollten, um damit Brot zu backen und den Hunger zu stillen. Alles zu Fuß. Das war der Alltag, der uns bestimmte.

Die Aufnahme in Ottmarshausen von den Einheimischen konnte wahrlich nicht als freundlich bezeichnet werden. Der katholische Pfarrer predigte von der Kanzel gegen die Flüchtlinge, die Worte, die er benutzte, waren einem Christenmenschen kaum angemessen. Das hatte auch ich verstanden, so jung ich noch war. Aufgeweckt, fantasievoll und vor allem vorlaut, musste ich es ihm heimzahlen. Eines Tages stand ich auf der Dorfstraße, an den Füßen trug ich halbhohe Schnürstiefel, einer der beiden Schuhe war nicht ordentlich geschnürt, einige Reihen waren aufgegangen, das Schuhbändle hing lose herab. In diesem Moment kam der Pfarrer vorbei, eine perfekte Gelegenheit, und wohlerzogen sagte ich: »Gelobt sei Jesus Christus, Herr Pfarrer.« Aber dabei beließ ich es nicht, sondern fuhr fort: »Herr Pfarrer, machen Sie mir doch mal bitte das Schuhbändle zu. Ich kann das noch nicht.« Kleine Lüge. Unter Ächzen bückte sich der alte Pfarrer, kniete nieder, um mir den Schuh zuzubinden. Nächstenliebe und Hilfe war ja gefordert. Eine Nachbarin, die diese Szene beobachtet hatte, rannte augenblicklich zu meiner Mutter und rief: »Frau Hetzer, Frau Hetzer, was glauben Sie, was der Roland gemacht hat? Er hat Hochwürden gebeten, ihm die Schuhe zuzubinden!«

Meinem Vater war es schließlich gelungen, bei der Reichsbahn, später dann bei der Bundesbahn eine Anstellung zu finden. So hatten wir ein gesichertes Einkommen, das nicht übermäßig hoch war, aber immerhin. Wir konnten den Bauernhof verlassen und zogen in ein Dorf weiter, nach Aystetten, wo wir eine kleine Wohnung mieteten, die aus zwei Zimmern, einer Küche und einem Bad bestand, das wir uns mit der benachbarten Familie teilten. Ursprünglich war es eine größere Wohnung gewesen, die man wegen der Not an Unterkünften aufgeteilt hatte. In Aystetten, das zum Kreis Augsburg gehört, wurde ich eingeschult, drei Jahrgänge wurden in einer Klasse unterrichtet. Ich verlebte dort eine glückliche Kindheit. Noch immer fahre ich gern dorthin. Meine Eltern sind dort begraben. Als ich neun Jahre alt war, ging mein Vater zu unserem Hauptlehrer und sagte: »Ich möchte meinen Sohn auf die höhere Schule in Augsburg schicken.« Der Lehrer sah meinen Vater eindringlich an, schließlich schüttelte er den Kopf: »Das hat keinen Zweck, Herr Hetzer, die Kinder kommen alle wieder zurück. Völlig sinnlos ist das. Die Einzigen, die diese Schule geschafft haben, das waren meine Kinder gewesen.«

Davon ließ sich mein Vater nicht beirren, dann sollte ich eben der Einzige sein, der es neben den Lehrerskindern packte. Punkt. Aus. Jeden Tag fuhr ich eine halbe Stunde mit dem Zug von Aystetten nach Augsburg, dann musste ich noch ein Stückchen bis zur Schule laufen. 1954 betrat ich die Oberrealschule zum ersten Mal, später umbenannt in Holbein-Gymnasium, ein mathematisch-naturwissenschaftliches Gymnasium. Damals die größte Knabenschule in Bayern, es gab sechs erste Klassen, drei vormittags und drei nachmittags. Insgesamt gingen 1800 Schüler dort zur Schule, als ich 1963, nach neun Jahren, mein Abitur machte. Alle hatten darauf gewartet, dass ich wieder in die Volksschule nach Aystetten zurückkehrte, aber nein, ausgerechnet das Flüchtlingskind hatte das Gymnasium geschafft. Und dass ich eines war, hatte ich weiterhin zu spüren bekommen.

Zu Hause sprachen wir immer noch im Erzgebirger Dialekt, und auch ständig über die Heimat, womit meine Eltern das Sudetenland meinten. Mein Vater machte sich von Jahr zu Jahr immer weniger Illusionen, dass er einmal in diese zurückkehren konnte, anders dagegen meine Mutter. Vor ihrer Ehe war sie ein Jahr lang im Reichsarbeitsdienst in Hessen gewesen und dort im Sinne der nationalsozialistischen Ideologie indoktriniert worden. Mein Vater dagegen war der Meinung, all das wäre nicht passiert, »wenn nicht die Deutschen gekommen wären«. Es war eine ambivalente Situation, die nun doch eine Rolle spielte und zu Hause zu Spannungen führte, zumindest zu Diskussionen. Meine Eltern fragten sich: »Was wird aus uns? Bleiben wir hier? Kommen wir jemals wieder zurück?« Die Hoffnung, dass sie wieder in ihr früheres Leben zurückgehen können, haben die Sudetendeutschen zwanzig, dreißig Jahre lang gepflegt. Das war auch der Grund für die Bildung der Sudetendeutschen Landsmannschaft, die dann als neofaschistisch und revanchistisch gerügt wurde. Manche Politiker jedenfalls, später auch Erika Steinbach, die spätere Präsidentin des Vertriebenenbunds, schürten die Hoffnung, dass alles revidiert werden könne und wir wieder nach Hause kämen. Es war ja undenkbar, dass man die Heimat verlor. Das dachte auch meine Mutter, mein Vater war da anders.

Als ich siebzehn war, mich hatten immer Physik und Chemie interessiert, überlegte ich, was ich einmal studieren könnte. Denn es war klar, dass ich unbedingt studieren wollte.

»Weißt du schon, was du mal studieren wirst?«, fragte ich meinen Freund Dieter Soller.

»Sicher. Medizin«, erklärte er voller Überzeugung.

»Daran habe ich noch gar nicht gedacht«, sagte ich. »Aber eigentlich ist das ja ideal, wenn ich es recht bedenke, weil dieses Studium alle naturwissenschaftlichen Fächer vereint, und außerdem habe ich da mit Menschen zu tun.«

Und so beschloss ich, Medizin zu studieren. Der Gedanke faszinierte mich, und weil er so neu war, ging ich nach der Schule, in meiner Freizeit, in die Staats- und Stadtbibliothek Augsburg und wälzte alte Folianten über Physiologie und Anatomie, Seite für Seite. Verstand, wie die Organe zusammenwirkten, wie sie aufgebaut waren, wie alles im Grunde ablief. Dieter Soller wurde später Veterinärmediziner.

Damals konnte man sich noch an allen Hochschulen einzeln bewerben, es gab noch keine zentrale Vermittlungsstelle. Mit sechzehn hatte ich mit einem anderen Freund, Jochen Schörner, eine längere Fahrradtour nach Paris gemacht. Und ich weiß noch, als Erstes habe ich dann nach Paris geschrieben, an die Sorbonne, weil ich es in Paris so toll gefunden hatte und an der Universität schon im Mittelalter Medizin gelehrt wurde. Meine Hand zitterte, als ich den Brief aus Frankreich öffnete, der eines Tages in unserem Briefkasten lag. Wie würde die Nachricht ausfallen? Tatsächlich hatte man mich angenommen. Das war schon ganz schön aufregend. Entschieden habe ich mich dann erst einmal für ein Studium in Mainz. Paris war toll, aber ich konnte mir das nicht leisten, die Miete für ein Studentenzimmer war einfach zu hoch. Aber ein tolles Gefühl war es trotzdem.

Natürlich hätte ich auch an die Universität München gehen können, aber ich wollte mich von der Familie lösen, und Mainz war günstig, weil in der Nähe der Stadt, im Rheingau, ein ganzer Clan meines Vaters lebte, der dorthin ausgesiedelt worden war. Da konnte ich unterschlüpfen. Tägliche Zugfahrten war ich aus der Schulzeit gewohnt, nun pendelte ich von Geisenheim nach Wiesbaden, wo ich umsteigen musste, um nach Mainz zu kommen. Später am Tag ging es auf die gleiche Weise wieder zurück zu meinen Verwandten. Hin und her. Zwei Semester habe ich an der Uni Mainz absolviert und dort ein sehr gutes Vorphysikum gemacht, bei dem ich in den Fächern Chemie, Physik, Zoologie und Botanik geprüft worden war.

Da das Klagen meiner Eltern: »Wann kommst du denn wieder nach Hause?«, nicht aufhörte, schrieb ich mich an der Uni München ein, nicht zuletzt weil die Medizin dort einen hervorragenden Ruf besaß. Mit stolzgeschwellter Brust wandte ich mich an den damaligen Professor für Anatomie, Titus von Lanz, und zeigte ihm meine Prüfungsergebnisse aus dem Vorphysikum. Rasch warf er einen Blick darauf und sagte schließlich: »Das ist ja schön, wenn wir gute Leute bekommen, aber wir wollen erst mal sehen, ob Sie unseren Ansprüchen in München genügen.« Und so musste ich kurzfristig eine Aufnahmeprüfung machen, in Anatomie, und zwar in einer Sparte, die ich bis dahin noch nicht gehabt hatte: »Anatomie 1. Bewegungsapparat«. Doch auch diese Prüfung wurde zu keinem Hindernis.

Und so fuhr ich, das Eisenbahnerkind, nun jeden Tag im Zug von Neusäß nach München, über viele Jahre hinweg. Die Fahrt dauerte eine gute Stunde, ähnlich lang wie die Strecke Geisenheim–Mainz. Es waren wirklich viele Stunden, die ich im Zug verbrachte, sowohl als Schüler als auch als Student. Aber das war in Ordnung, das ließ sich problemlos machen, es gab genügend Bücher, die ich unterwegs lesen konnte. Und die medizinischen Institute in München lagen südlich des Hauptbahnhofs, in der Pettenkoferstraße, da konnte ich zu Fuß hingehen.

In München machte ich dann das Physikum und 1969 auch das Staatsexamen, gleichzeitig promovierte ich. Im letzten Semester hatte ich meine Doktorarbeit verfasst zu einem Thema aus der Radiologie. Damals wurde eine Methode eingeführt, mit der man die Durchblutung im Gehirn messen konnte, indem man radioaktive Substanzen in die Halsschlagader injizierte. Ende der Sechzigerjahre war das ein ganz neues Verfahren gewesen, das man heute so aber nicht mehr durchführen könnte, da man Patienten nicht so ohne Weiteres in die Halsschlagader stechen darf, um eine radioaktive Substanz zu spritzen. Mitte der Sechzigerjahre war so etwas durchaus noch möglich. Diese Doktorarbeit hatte mir großen Spaß bereitet und wurde auch gut bewertet.

Aber ich entschied mich nicht für die Radiologie oder Anatomie, sondern für die Urologie. Wie das kam? Noch vor dem Vorphysikum, also im ersten und zweiten Semester, musste jeder Medizinstudent ein Krankenpflegepraktikum absolvieren. Acht Wochen lang. Dafür hatte ich mir die Kinderklinik in Augsburg ausgesucht. Von zu Hause aus radelte ich dorthin und zog mir einen weißen Kittel an. Obwohl ich nur Student im Erstsemester war, nahm man mich mit ins Kasino zum Essen. Ich hatte bislang nur von Offizierskasinos gehört, die Speise- und Aufenthaltsräume militärischen Führungspersonals, aber in den Kliniken gab es damals Kasinos für Ärzte. Auf diese Weise geriet ich in die »erste Gesellschaft« hinein. Schweigend saß ich neben Oberärzten und beobachtete, wie sie sich untereinander verhielten, wie sie über Patienten sprachen, über das, was sie in ihrer Freizeit erlebt hatten. Zum einen fühlte ich mich geschmeichelt, als Studienanfänger zur Ärzteschaft gezählt zu werden. Andererseits, der Ton und das ganze Gehabe im Ärztekasino – es kam mir so vor, als sei ich tatsächlich bei Offizieren gelandet. Etwas schnoddrig und mit derben Witzen. Insofern war ich überrascht, ich hatte mir eine andere Vorstellung von diesem Berufsstand gemacht, aber ich dachte, dass ich mich an die Umgebung gewöhnen müsste. Eine gute Einstellung, wie ich fand.

Während dieser Zeit musste ein Mädchen zu einem niedergelassenen Urologen in Augsburg gebracht werden, zu einer speziellen Untersuchung, bei der ein dünner Katheter durch die Blase in den Harnleiter, also zwischen Niere und Blase, hochgeschoben wird, um dann eine Röntgenuntersuchung des Harnleiters und des Nierenbeckens zu ermöglichen. Dieses retrograde Pyelogramm konnte man in der Klinik nicht durchführen, auch nirgendwo sonst, außer bei diesem niedergelassenen Urologen. Mir hatte man die Aufgabe übertragen, das Mädchen zu begleiten. Und da saßen wir beide dann in der Urologen-Praxis, nicht weit vom Roten Tor entfernt, dem wichtigsten Tor der alten Reichsstadt Augsburg, und während der Untersuchung begann der Arzt, Dr. Gerd Pirner, sich nach mir zu erkundigen.

»Ach, Sie sind Student, interessant. Wenn Sie wollen, dann kommen Sie doch mal zu mir. Ich kann immer neugierige Leute gebrauchen.«

Nach dem ersten Semester und meinem Pflegepraktikum erinnerte ich mich an dieses Gespräch, suchte diesen Urologen auf und sagte zu ihm: »Jetzt bin ich da! Also, jetzt würde ich ganz gerne bei Ihnen zuschauen.«

Im ersten Moment sah er mich verwundert an, anscheinend hatte er das damalige Angebot längst vergessen, doch schließlich grinste er breit. »Na, dann herzlich willkommen.«

Ich interessierte mich für alles, für das, was die Sprechstundenhilfen taten, für die Administration einer Praxis, ich lernte bei dem Urologen das Röntgen und wie die Bilder in der Dunkelkammer entwickelt wurden. Und als nach kurzer Zeit eine der Sprechstundenhilfen Urlaub hatte, fragte mich der Urologe, ob ich Lust hätte, diese Mitarbeiterin zu vertreten. »Klar, mache ich gerne.« Und so rutschte ich in dieses Gebiet hinein. In dem Haus gab es noch einen weiteren Urologen, Dr. Anton Tullius, und die beiden Ärzte hatten nicht nur ihre Praxis, sondern auch Belegbetten in einer Klinik, es war das einzige urologische Krankenhaus zwischen Ulm und München. Das Krankenhaus gibt es heute nicht mehr, damals war es aber eine wichtige Schwerpunktklinik.

»Du kannst auch bei mir mit in der Klinik arbeiten«, wurde mir schließlich angeboten. Es wurde immer besser, und ich lernte jeden Tag dazu und begann, nachts als Hilfspfleger in der Klinik Dienste zu verrichten.

Als ich noch in der Kinderklinik war, verstarb dort ein Kind. Am Morgen brachte ich es in die Pathologie, wo man es obduzieren wollte. Und während der Obduktion passierte es: Mir wurde unglaublich schlecht. Kein Wunder, es war meine erste Obduktion, und ich war das erste Mal in einer Prosektur. Ich musste raus, raus aus der Halle, an die frische Luft. Zugleich stieg Panik in mir auf: Nun wird dieses Kind medizinisch seziert und du kannst nicht dabei zusehen. In diesem Augenblick dachte ich: Du musst dir eine Rosskur verpassen, das darf dir nicht noch einmal passieren. Also beschloss ich, mich in die Höhle des Löwen zu begeben und in der Pathologie zu arbeiten. Um mein Ziel zu erreichen, behalf ich mir mit einer Notlüge. Ich suchte den Chef des Pathologischen Instituts, Dr. Eberhard Emminger, auf und stellte mich ihm als Famulus vor, was ich aber noch gar nicht war. Die Famulatur ist für Medizinstudenten ein zweites Praktikum, dieses durfte man aber erst nach bestandenem Physikum und vor dem Staatsexamen absolvieren, und davon war ich noch weit entfernt.

»Sie wollen wirklich Ihre Famulatur in der Pathologie machen?«, fragte der Institutsleiter.

Ich nickte. Ohne rot zu werden.

»Gut«, fuhr er fort. »Sie können vormittags kommen, da finden die Obduktionen statt, und nachmittags können Sie nach Hause gehen.« Unterlagen zu meinem bestandenen Physikum wollte er nicht sehen.

Während der Semesterferien marschierte ich dann tagtäglich in die Prosektur, die Pathologie, erst mit weichen Knien, dann immer entschlossener. Ich wusste jetzt, was mich erwartete, nie wieder wurde mir übel. Im Sektionssaal bekam ich die unglaublichsten Fälle zu sehen. In der Nähe von Augsburg gibt es den großen Fliegerhorst Lechfeld, in den Sechzigerjahren stürzte dort hin und wieder ein Pilot ab – wie sich herausstellte, standen die Vorfälle im Zusammenhang mit der sogenannten Starfighter-Affäre. In den Überresten eines Piloten auf dem Tisch konnte man die gesamte Verletzlichkeit des menschlichen Körpers erkennen. Den Anblick eines zertrümmerten Menschen werde ich mein Leben lang nicht vergessen.

Jenem besagten Chef unterstand aber nicht nur die Pathologie, sondern auch die Gerichtsmedizin. Einmal wurde eine Leiche im Schrebergarten gefunden, die zwei Monate lang im Freien gelegen hatte. Grausig war das, mit Tausenden von Würmern, die auf der Leiche herumkrabbelten, entsprechend stank sie. Ein anderes Mal durfte ich mit nach Lauingen, hinaus aufs Land, und in der Friedhofskapelle wurde eine Obduktion nach Exhumierung vorgenommen. Warum man die Leiche ausgegraben hatte, weiß ich nicht mehr genau, ich fand das alles sehr dramatisch.

Der Chef der Pathologie hat dann aber irgendwie mitgekriegt, dass ich zwar vormittags in seinem Institut war, abends jedoch noch in der urologischen Klinik Nachtdienst verrichtete.

Er bestellte mich zu sich und meinte eindringlich: »Fortan dürfen Sie nicht länger als zwei Stunden in die Prosektur kommen.«

»Aus welchem Grund?«, fragte ich nach.

»Tuberkulosebakterien. Ich kann es mir nicht leisten, einen tuberkulösen Mitarbeiter zu haben. Sie schlafen zu wenig, und so viel, wie Sie in Kliniken herumturnen, wird man anfälliger, die Ansteckungsgefahr ist dann groß.«

Das war sehr nett von ihm, sehr fürsorglich, aber dennoch gefiel mir seine Begründung wenig. Das gesamte Personal in den Pathologien war mit Tuberkulose durchseucht, das war bekannt, und letztlich bekam ich es am eigenen Leib zu spüren. Vor meinem Beginn in der Prosektur war ich immer Tuberkulin-negativ getestet worden, nach meiner Zeit war ich plötzlich positiv. Es war naturgegeben, weil alle Leute, die da arbeiteten, irgendwann einmal eine tuberkulöse Infektion durchmachten. Meine Infektion ging dann zum Glück sang- und klanglos vorbei.

In der Urologie war ich inzwischen ein fester Bestandteil, jede Semesterferien arbeitete ich dort voll, und nach und nach durfte ich auch eine Vielzahl von Untersuchungen selbstständig durchführen, sogar in der Klinik kleinere Eingriffe machen – als Student! Toll war das. Behandelt wurde ich wie ein Assistenzarzt, sogar ein Zimmer hatte man mir in der Klinik zugewiesen. Aber auch während des Semesters ließ ich mich in dem Krankenhaus blicken – morgens fuhr ich nach München, um Vorlesungen zu hören, abends hielt ich mich in der Klinik auf, schlief nachts in meinem Zimmer. War die Nachtschwester mit einem Problem konfrontiert, rief sie mich zuerst und wollte wissen, ob ich es lösen könnte, beispielsweise einen Katheter legen. Handelte es sich um etwas Ernsthaftes, rief ich den diensthabenden Arzt.

Natürlich hatte das dazu geführt, dass ich im Gegensatz zu anderen Studenten weniger reiste und mir nicht die Welt ansah, wie ich es mir eigentlich gewünscht habe. Immer war ich in der urologischen Klinik gewesen, aber dafür verdiente ich gut und konnte mir ein Auto leisten. Auch eine Form von Mobilität und Unabhängigkeit.

2 *Wer etwas werden will, der muss in Amerika gewesen sein*

»Ich würde gern nach Stanford gehen«, erklärte ich eines Tages meinem Chef Professor Borst. Ich war seit vier Jahren an der Medizinischen Hochschule Hannover (MHH), wo ich 1971 als wissenschaftlicher Assistent angefangen hatte. In Stanford hatte Norman Shumway im Januar 1968, nur einen Monat nach Christiaan Barnards erster Herztransplantation am Groote Schuur Hospital in Kapstadt, ebenfalls ein Spenderherz eingesetzt. In Stanford lehrten und operierten die großen Herzchirurgen, dort wollte ich hin, in die Hochburg der innovativen Herzchirurgie. Auch wenn Barnard die erste Herztransplantation gemacht hatte, die wissenschaftlichen Grundlagen dafür waren schon vor dem südafrikanischen Arzt und besonders danach von einer Gruppe von Chirurgen in Kalifornien gelegt worden. Der Südafrikaner hatte nur den Mut gehabt, eine solche Operation durchzuführen, was in Südafrika sicher auch einfacher zu machen war als in den USA zu dieser Zeit. Barnard hatte den Amerikanern die Show gestohlen, und das kam nicht gut an. Hielt Shumway später Vorträge, dann gern mit zwei Projektionsleinwänden, auf der einen waren seine Forschungen am Herzen zu sehen, auf der anderen Barnard mit immer einer anderen Dame, wozu der Amerikaner meinte: »Wir beide haben was für die Herzen getan.«

Barnard war ein sehr guter Herzchirurg, seine Verdienste in Sachen Transplantation sind groß, und er war auch sonst Pionier auf seinem Gebiet. Ich lud ihn deshalb später zweimal für Vorträge nach Berlin ein. Bei einem seiner Deutschlandbesuche nahm ich ihn anschließend zu einer Party bei einer Bekannten mit, eine Freundin hatte Geburtstag. Von 200 Menschen wurde er herzlich empfangen, besonders die Frauen waren ganz kirre. Barnard genoss die Aufmerksamkeit, liebte er doch die Publicity. Am Ende des Abends, als nicht mehr viele Leute anwesend waren, saß er allein in einer Ecke und sah traurig aus. Ich dachte: Er weiß, dass er nicht mehr die Bedeutung hat wie früher, auch wenn ihn noch alle kennen.

Immerhin: Nach der ersten Herztransplantation durch Christiaan Barnard hatte dies auf der ganzen Welt eine Welle ausgelöst, mehr als 150 Patienten hatte man in den darauffolgenden Jahren ein neues Herz eingesetzt. Doch starben die Patienten entweder schon während der Operation oder kurze Zeit danach. In Stanford war man dabei, herauszufinden, was schieflief und wie man es zukünftig mit einem strengen Protokoll verhindern könnte.

»Mmmh«, meinte Borst, »es wird nicht einfach sein, Sie dort unterzubringen. Ohne Beziehungen geht da wenig. Aber ich könnte Ihnen eine Alternative anbieten, ein guter Bekannter von mir, Frank Gerbode, ist ein Pionier der Herzchirurgie am Pacific Medical Center in San Francisco, und San Francisco ist nicht weit von Stanford entfernt.«

Das klang verlockend, zumal ich für zwei Jahre am Pacific Medical Center bleiben konnte. Eine einmalige Chance. Ich nahm das Angebot an, und Professor Borst schrieb an seinen Freund Gerbode in San Francisco.

Schon 1969, kurz nach meinem Staatsexamen, hatte ich mein amerikanisches ECFMG-Examen (Educational Council for Foreign Medical Graduates) gemacht. Wollte man in den USA klinisch als Arzt arbeiten und nicht nur im Labor »Reagenzgläser putzen«, brauchte man diesen Abschluss, der zudem einen Englisch-Test beinhaltete. Das ECFMG konnte man in vier Städten in Deutschland ablegen, in München, Frankfurt,

Hamburg und Berlin. Natürlich machte ich dieses in München und überlegte nicht groß, da mein Wissen nach dem Staatsexamen noch ziemlich frisch war. Es bot sich einfach an, ohne damit ein klares Ziel zu verfolgen oder auch nur zu ahnen, wie sich dadurch mein Leben verändern würde.

Nach dem Examen arbeitete ich zuerst als Medizinalassistent in einem neuen, etwas kleinen Krankenhaus in Haunstetten bei Augsburg, danach ein weiteres Jahr in der mir vertrauten urologischen Klinik. Sollte ich mich jetzt endgültig für Urologie entscheiden? Oder war dies nicht ein letztlich zu beschränktes Gebiet? Ärzte, die sich auf Urologie spezialisiert hatten, so hatte ich beobachten können, bekamen Probleme, wenn die Operationen über Niere oder Blase hinausgingen. Dann gelangten sie schnell ans Ende ihrer Kunst. Ich sagte mir schließlich: »Wenn ich Urologe werde, dann nur, wenn ich vorher eine komplette chirurgische Ausbildung habe.« Also bewarb ich mich bei einer Reihe von chirurgischen Universitätskliniken, und wo immer ich mich vorstellte, wurde ich genommen – hauptsächlich wegen des amerikanischen Examens.

Niemand hatte mich beraten, mehr oder weniger intuitiv ging ich selbst meinen Weg, der mich am Ende nach Hannover führte, an die dortige Medizinische Hochschule. Gefallen hatte mir, dass es eine neue und aufstrebende Hochschule war, erst in den Sechzigerjahren gegründet, damals und über die nächsten Jahrzehnte eine der maßgeblichen Institutionen in der Medizin. Der Chef der gesamten Chirurgie, Hans Georg Borst, hatte sich viel vorgenommen: »Wir errichten hier ein System nach amerikanischem Vorbild, das heißt, es gibt jetzt einzelne Abteilungen, wie Herz- und Thoraxchirurgie, Abdominal- und Transplantationschirurgie sowie Unfallchirurgie. Und jede Abteilung hat eine eigene Klinik und einen eigenen Chef.« In Deutschland war das ein Novum, lange Zeit hatte hier das System der einsamen Spitze geherrscht: Es gab einen Chef, der war der Chef von allem, und alle anderen waren Oberärzte.

So war es am Universitätsklinikum in Freiburg gewesen, wo ich mich ebenfalls beworben hatte, um meine gesamtchirurgische Ausbildung anzugehen. Während ich auf dem Flur saß und auf mein Vorstellungsgespräch wartete, beobachtete ich die vorbeilaufenden Ärzte. Es kamen junge Ärzte den Gang herunter, sie trugen an ihrem weißen Kittel ein blaues Namensschild. Dann folgten welche, schon etwas älter, mit einem roten Namensschild. Ab und zu tauchte mal einer auf, dem fielen schon die Haare aus, und der stach durch ein silbernes Namensschild hervor. Und als ich dann vor dem Chef saß, mit dem ich mein Gespräch hatte, und sah, dass der ein goldenes Namensschild trug, wusste ich sofort: Hier gehst du nicht hin. Das war eine typische hierarchische Struktur, die darüber hinaus noch einen halb militärischen Charakter hatte. Das war mir zuwider.

In Hannover war das völlig anders. Als ich dort 1971 anfing, wurde also Borst mein Chef. Er selbst war einst Oberarzt unter Rudolf Zenker gewesen, ein legendärer Chirurg in München. Borst war Thoraxexperte, hatte sich auf Lunge und Speiseröhre spezialisiert, doch auch Herzchirurgie faszinierte ihn. Er hatte eine Reihe von Ärzten aus München mitgenommen, die später Chefärzte wurden, während meines Studiums in München hatte ich sie als Dozenten erlebt. Darunter Rudolf Pichlmayr, der in Hannover die Nieren- und Lebertransplantationsmedizin aufbaute und die MHH zu einem führenden Transplantationszentrum machte. Borst hatte zudem in den USA an der Harvard Medical School studiert und war an der Stanford Medical School tätig gewesen, von wo er das amerikanische Flair mitgebracht hatte. Und nun wollte ich in die Staaten, denn Anfang der Siebzigerjahre hieß es: »Wer etwas werden will, der muss in Amerika gewesen sein.« IAG war wie ein Zusatz zum Namen, »in Amerika gewesen«.

Nach und nach übernahmen alle Kliniken diese Department-Strukturen. Nach der politischen Wende und der Wiedervereinigung spielte die flachere Hierarchie eine besonders große Rolle, denn in der DDR hatte es eine solche Bewegung nicht gegeben. Hier waren die Kliniken nach wie vor wie zu Ferdinand Sauerbruchs Zeiten strukturiert gewesen, die einsame Spitze galt als ehernes Gesetz. Mit dieser Geschichte hatte Borst schon früh aufgeräumt, und das hatte mir außerordentlich gefallen. Die Ausbildung der Assistenzärzte sah vor, dass ich durch alle Abteilungen rotieren konnte. So bekam ich eine breite chirurgische Ausbildung, genau das, was ich mir vorgestellt hatte. Unter diesem Einfluss, das war vorauszusehen, verblasste die Urologie zunehmend.

Als ich in der Thorax- und Herzchirurgie anfing, wurden jährlich rund 2000 Operationen am offenen Herzen in Deutschland gemacht, fünfzehn, zwanzig Jahre später waren es schon 100000. 1971 war es aber in der Tat ein neues, ein experimentelles Gebiet, wo jeder mir warnend sagte: »Was willst du damit, das hat doch alles keine Zukunft!« Ich war damals siebenundzwanzig, operierte am offenen Herzen und wollte mehr wissen. Auch in meiner Forschung beschäftigte ich mich mit den Herzgefäßen, d.h. damit, inwieweit und wodurch eine Wiederdurchblutung eines verstopften Koronargefäßes und damit eine Erholung des Versorgungsgebiets am Herzen erreicht werden kann. Oder womöglich auch nicht. Für unsere Untersuchungen mussten Schweine herhalten, bei denen wir künstlich solche Verschlüsse der Koronararterien herbeiführten, anschließend wurde gemessen, wie sich die Bewegungen des Herzmuskels verändern, wenn man die Verschlüsse wieder öffnet. Die Tests und ihre Ergebnisse wurden dann die Grundlage für meine spätere Habilitationsschrift.

In Stanford betrieb man ähnliche Forschungen. Aber wenn Borst mich ans Pacific Medical Center vermitteln konnte, sollte es so sein. Ich flog Anfang 1976 nach San Francisco. Es folgten zwei Jahre, die vielleicht zu den schönsten Zeiten meines Lebens gehörten.

San Francisco – das war völlige Freiheit in jeder Beziehung. In der Klinik legte man viel Wert auf enge Zusammenarbeit, die mir half mich zurechtzufinden und zu lernen. Ich war angestellt als Fellow, so zwischen Assistenzarzt und Oberarzt, und durfte selbstständig kleine Operationen durchführen, dazu hatte man mir die chirurgische Verantwortung für die Intensivstation übertragen und bei größeren OPs durfte ich assistieren, ich bezog ein jährliches Gehalt, das war nicht sehr üppig, aber darum ging es mir nicht. All das wäre ohne das amerikanische Examen nicht möglich gewesen.

Frank Gerbode, der als einer der Ersten überhaupt Herzoperationen in den USA durchgeführt hatte, gab mir in dieser Zeit einen ungewöhnlichen Auftrag. Da er einen Vortrag über Herzklappenchirurgie und seine Erfahrungen vorzubereiten hatte, sollte ich ihm bei der Recherche helfen: So studierte ich die Krankenakten und die Häufung bestimmter Operationsarten ab den Vierzigerjahren in San Francisco anhand seiner Unterlagen. Dafür musste ich ungefähr 2500 Akten durchschauen, um zu sehen, was wann gemacht wurde. Gerbodes Operations- und Arztberichte waren unglaublich. Er hatte eine Unzahl von Patienten gehabt, die aus allen Bundesstaaten angereist waren, aber auch aus dem Ausland, um von ihm operiert zu werden. Weiterhin hatte er verschiedene Operationstechniken entwickelt, für Verengungen (Stenosen) der Mitralklappe oder für Mitralinsuffizienzen, wenn die Herzklappe nicht richtig schloss und das Blut ständig zwischen dem linken Vorhof und der linken Kammer pendelte. Dieses Versagen der Ventilfunktion kann durch einen Abriss der Haltefäden dieser Klappe verursacht sein – die beiden Segel dieser Klappe werden durch Fäden gehalten, die vom Rand der Segel zur Muskulatur der linken Kammer führen und, ähnlich einem Fallschirm, mal den Blutfluss freigeben oder die Segel eben auch geschlossen halten. Reißen durch Entzündungen oder Herzinfarkte diese Fäden, kommt es zu einem Durchschlagen der Segel, und das wiederum führt dazu, dass diese Klappe nicht mehr richtig schließt. So eine Mitralinsuffizienz kann also einen ähnlich schlechten Einfluss auf den Kreislauf haben wie eine Stenose.

Für diese Chorda-Abrisse (Chorden werden die Sehnenfäden genannt) hatte Frank Gerbode eines der ersten Rekonstruktionsverfahren entwickelt. Damals waren viele verschiedene Methoden entworfen worden, um dem Problem mit unterschiedlichsten Nahttechniken zu begegnen. Gerbodes Lösung war hierbei das Einstülpen der abgerissenen Segelkanten zur Herzkammer hin und das Verengen mit einer Raffnaht. Im Lauf der Jahre und weiterer USA-Aufenthalte konnte ich etliche Patienten nachuntersuchen, die er auf diese Weise operiert hatte. Zurück in Hannover, führte ich Operationen nach der Gerbode-Plastik durch, interessierte mich immer mehr für die Erkrankung der Mitralklappen.

Zu der Zeit gab es eine weitere Art der Mitralklappenplastik, indem man einen künstlichen Ring auf dem einen der beiden Segel befestigte – die Klappe hat eine Grundstruktur, an der beide Segel hängen, und die nennt man Ring. Wird der bei bestimmten Erkrankungen zu weit, kann man die Klappe wieder funktionstüchtig machen, indem man diesen Ring verengt. Alain Carpentier, ein französischer Herzchirurg, konstruierte einen künstlichen Ring (ein Stahlgerüst, ummantelt mit einem Stoff, damit er anzunähen ist), um damit den Ring der Klappe in eine bestimmte Form zu zwingen. Die Carpentier-Technik praktizierten Chirurgen auf der ganzen Welt, und sie hatte sich bewährt. Da ich aber aus der Schule von Gerbode kam, verfolgte ich jene Techniken, die ohne künstlichen Ring auskamen. Für eine Langzeitgewährleistung konnte so ein künstlicher Ring hilfreich sein, allerdings war die Flexibilität eingeschränkt. Die Struktur darunter ist die linke Herzkammer, und die muss sich auch bewegen können. Es gab also heftige Diskussionen um flexible oder nichtflexible Ringe, ob der Ring die gesamte Mitralklappe umfassen oder nur in Teilen versteifen sollte.

Später, am Herzzentrum in Berlin, habe ich das Verfahren nochmals modifiziert: Anstelle eines festen metallischen Rings nähte ich einem Patienten einen Streifen des patienteneigenen Herzbeutelgewebes, das aus einer sehr stabilen Bindegewebsstruktur besteht, ein. Dieses Herzbeutelgewebe hat eine enorm hohe Zugfestigkeit, und Teile davon werden für unterschiedlichste Reparaturen am Herzen verwendet. Dieses Verfahren sollte sich schließlich bewähren, aber weil im Röntgenbild kein Fremdkörper zu sehen ist, haben sich die Patienten oft gefragt, was wir da operiert haben. Dann mussten wir ihnen erklären, dass wie im Leben auch bei Herzoperationen weniger manchmal mehr ist.

Diese Mitralrekonstruktionen spielen eine Rolle bei Patienten mit infektiöser Endokarditis. Eine schlimme Erkrankung bis heute. Eine solche bakterielle Infektion wieder loszuwerden, ist eigentlich die Aufgabe von Antibiotika, also Medikamenten. Doch manchmal führen derartige Infektionen im Herzen zu Defekten, die eine Operation unumgänglich machen. OPs an infektiösem Gewebe sind niemals harmlos, auch im Ergebnis meist nicht günstig und bis heute ein besonderes Kapitel der Herzchirurgie.

In Hannover wurde ich 1978 mit einer jungen Frau konfrontiert, 17 Jahre alt, sie gehörte zu einer Schaustellertruppe. Es hatte sich eine Embolie in ihrer Beinarterie gebildet. Wir operierten sie am Bein, und gleichzeitig hatte sie einen kleinen Schlaganfall. Bei einem Ultraschall des Herzens fiel uns dann auf, dass sie dicke Strukturen an der Mitralklappe aufwies: Sie hatte eine infektiöse Endokarditis mit Befall der Mitralklappe, und diese Erkrankung hatte sich darin geäußert, dass sich Gerinnsel (Thromben) bildeten, die außerdem infiziert waren, sogenannte Vegetationen. Von diesen Vegetationen waren Embolien losgegangen und verstopften einerseits die Beinschlagader und verursachten andererseits eine Hirnembolie.

Bei einem so jungen Menschen wollten wir natürlich eine Lösung, die ihr noch ein langes Leben ermöglicht. Eine Option: eine künstliche Herzklappe aus Kunststoff zu implantieren, mit der Folge, dass sie dauerhaft Medikamente zur Blutverdünnung einnehmen müsste. Für eine Siebzehnjährige nicht sehr günstig. Eine Alternative war eine biologische Prothese, wie sie damals schon verfügbar war (in der Regel aus Schweineklappen hergestellt) – die würde aber sehr schnell degenerieren, weil ein junger Organismus das tierische Gewebe schnell angreift, die Prothese wäre schon nach ein, zwei Jahren wieder auszutauschen. Schließlich operierte ich die Frau ohne Einsatz einer Prothese mit einer Mitralklappenrekonstruktion und entfernte das infektiöse Gewebe aus dem Herzen. Noch viele Jahre später ging es der Patientin gut.

In diesen späten Siebzigerjahren hatte ich zur Mitralklappe noch eine weitere Erkenntnis: Wenn man die Klappe rekonstruierte, war das Überleben der Patienten und die Funktion der linken Herzklappe wesentlich besser, als wenn man die Klappe durch eine künstliche ersetzte. Das war nicht zu verstehen, denn in beiden Fällen war die Ventilfunktion der Klappe gleich gut. Was war der Unterschied? Bei der Rekonstruktion blieb die Verbindung der Klappensegel mit der Muskulatur der linken Kammer über die Chorden und zwei kleine Muskelauswüchse, den Papillarmuskeln, mit der Muskulatur der linken Kammer in Verbindung. Beim Klappenersatz dagegen wurden damals nicht nur beide Segel, sondern auch die Chorden und die beiden Papillarmuskeln völlig entfernt, um für die meist voluminösen Kunstklappen ausreichend Raum in der linken Kammer zu schaffen. Damit wurde dann aber auch die Funktion der Kammer schwer beschädigt, einer meiner späteren Berliner Mitarbeiter, der Kardiologe Henryk Siniawski aus Posen, verglich dies damit, als wenn man einem Turner an den Ringen beide Arme abhacken würde. Damit verlor die so wichtige linke Herzkammer ihren inneren Halt, und dies erklärte das häufige Linksherzversagen nach der Mitralersatzoperation. Ich begann dann, bei einer solchen Operation nur das größere vordere Segel und dessen Chorden zu entfernen und das hintere mitsamt seinem Halteapparat zu erhalten, und es blieb immer noch genug Platz für die Prothese. Der Effekt war überwältigend! Ich hatte dann bei mehr als sechzig so operierten Mitralersätzen keinen Todesfall und keine nennenswerte postoperative Herzschwäche mehr. Daraufhin sprach ich über dieses Konzept mit meinem Chef Borst, der meinte, dass es früher schon so eine Beobachtung gegeben habe, er fand in seiner Sammlung eine Publikation des US-amerikanischen Chirurgen Clarence Walton Lillehei von 1964, wo dieser genau das Konzept des Erhalts des hinteren Segels und seines Halteapparats beschrieben hatte. Später fragte ich dann Lillehei, zuletzt in Minneapolis, warum er es nicht weiterverfolgt hätte, aber er hatte keine klare Erklärung dafür, vielleicht weil er so viele Neuerungen und Erfindungen in die Herzchirurgie eingebracht hatte, dass er diese selbst vergessen hatte.

Es gibt aber noch andere Klappen am Herzen, die meine Aufmerksamkeit hatten, so die Trikuspidalklappe auf der rechten Seite des Herzens, zwischen rechtem Vorhof und rechter Herzkammer, sie entspricht der Mitralklappe links. Sie ist für den Kreislauf wichtig, ist aber nicht ganz so empfindlich wie die linksseitige Klappe, die dem Systemkreislauf ausgesetzt ist. Es kann vorkommen, dass auch hier die Segel nicht mehr schließen. Das passiert, wenn Patienten einen Blutrückstau bis zum rechten Herzen haben – das rechte Herz wird auf diese Weise größer, und es kann zu einer erheblichen Erweiterung des Trikuspidalrings kommen und damit zu einer Schlussunfähigkeit der Segel.

Klappenprothesen waren auch hierfür entwickelt worden, aber die funktionierten auf der rechten Seite des Herzens nicht so erfolgreich wie links, auch waren die Klappenersatzoperationen an der rechten Seite mit einem höheren Risiko – sprich: einer erhöhten Sterblichkeit – verbunden, wohl auch wegen der Zerstörung des Halteapparats. So begann man, auf der rechten Seite Klappenrekonstruktionen durchzuführen, indem man den riesigen Ring verengte oder einen künstlichen Ring aufnähte. Doch das war alles nicht optimal. Um mit der Operation dauerhaft dem Patienten helfen zu können, suchte ich nach einem anderen Weg. Ich ging dazu über, die mitunter sehr weit gedehnten Klappen quasi zu halbieren, mittig mit einer Naht zwischen den Ringanteilen. Dabei teilte ich den Ring in eine Achter-Form, sodass eigentlich zwei Klappen entstanden – und diese dann wieder schließen. Diese Double-Orifice-Klappe, wie ich sie genannt habe, konnte man nicht nur bei dieser Klappenerkrankung anwenden, sondern auch bei einer Ebstein-Anomalie, einer seltenen angeborenen Herzerkrankung. Die Anomalie besteht darin, dass die rechte Herzkammer nur ganz klein angelegt und die Trikuspidalklappe völlig undicht ist. Für diese Anomalie gab es eine

Reihe von Rekonstruktionsverfahren, aber mit dem Doppel-Klappenöffnungsprinzip lässt sich der Verlauf der Krankheit stoppen.

3 Einsame Spitze und unmündige Patienten

Stanford war tatsächlich nicht weit von San Francisco entfernt, nur knapp 35 Kilometer, ich konnte früh morgens dorthin fahren. Gerade die Operationen bei angeborenen Herzfehlern und die Transplantationen, die man dort durchführte, waren phänomenal, und ich wollte auch dort lernen. Also legte ich in der Zeit in San Francisco ein richtiges amerikanisches Examen (FLEX – Federal Licensing Examination) ab. Sicher die schwerste Prüfung, die ich jemals gemacht habe. Sie ging über drei Tage mit insgesamt 1500 Multiple-Choice-Fragen. Viele junge Männer und Frauen aus Südostasien oder Mittelamerika nahmen ebenfalls an den Prüfungen teil, denn hatte man sie erfolgreich bestanden, bekam man eine Lizenz für die USA und konnte in dem Land als Arzt praktizieren. Eine verlockende Perspektive.

Am ersten Tag saßen im Saal vielleicht 300, 400 Leute, am zweiten waren es kaum mehr als fünfzig, und am dritten und letzten Tag vielleicht noch zwei Handvoll. Aber ich hielt durch. Es wurden nicht nur die klinischen Gebiete abgefragt, sondern auch die vorklinischen, also Biochemie, Physiologie, Anatomie, alles Bereiche, die für mich inzwischen Jahre zurücklagen. 75 Prozent aller Fragen musste man richtig beantworten, ich hatte 77 Prozent. Puh. Examen waren wichtig, und ich war ehrgeizig, doch was mich am meisten während meiner Zeit in den USA prägte, waren sicher die Menschen, die Kollegen und die Patienten. Plötzlich arbeitete ich mit Menschen aus vielen Ländern zusammen, mit Indern, Kanadiern, auch ein Franzose war dabei, der Militärarzt bei der französischen Armee und vorher auf Tahiti stationiert war. Dieser Mann wurde dann später General der französischen Armee und Chef des großen Militärkrankenhauses Val-de-Grâce in Paris. Alles, was in Deutschland bedrückte und einem unüberwindbar erschien, schrumpfte zusammen, nahm eine kleine Dimension an.

Besonders groß war der Unterschied zwischen Deutschland und Amerika, wenn es um den Umgang mit den Patienten ging. Amerikanische Patienten waren mündige Bürger und wollten alles genau wissen. Bei jedem Medikament, das man ihnen verordnet hatte, wurde genau nachgefragt: »Wofür ist das? Welche Nebenwirkungen hat es?« In Deutschland war ein solches Nachfragen damals noch völlig ungewöhnlich. Diese Allgöttlichkeit, die ein deutscher Klinikchef hatte, das gab es in den Staaten nicht. Alles war sehr rational organisiert, und die Patienten wussten sehr wohl über ihre Rechte Bescheid. Und nutzten sie auch.

Als ich wieder in Hannover war, behandelte ich einen Mann, der mein Großvater hätte sein können. Nach einem Gefäßeingriff hatte es größere Komplikationen gegeben, bedingt durch Infektionen, die an einer implantierten Gefäßprothese festsaßen. Der Mann hatte nur zwei Alternativen: Entweder man beließ es so und wartete darauf, dass er irgendwann starb, oder man versuchte eine sehr umfangreiche Operation, die aber auch sehr belastend sein konnte und nicht ohne Risiko war. Irgendwann stand ich vor dem Bett des Patienten und schlug ihm diese OP vor, nicht ohne ausführlich auf die Gefahren hinzuweisen. Daraufhin sagte er: »Jawoll, Herr Doktor, wie Sie meinen. So machen wir das. Jawoll.« Am nächsten Tag, als ich wiederkam und meinte: »Ich habe es mir noch mal überlegt, das ist mir doch zu riskant«, erwiderte er erneut: »Jawoll, ganz recht. Wie Sie wollen.« Am dritten Tag, abermals hatte ich meine Meinung überdacht, ging ich erneut in sein Zimmer.

»Jetzt machen wir die Operation doch«, sagte ich und legte meine Gründe dar, weshalb ich mich umentschieden hatte. Er reagierte wie zuvor: »Jawoll, wenn Sie es so sagen, dann machen wir es.«

Nach meinen Erlebnissen in den USA war das für mich unbegreiflich. Ich hatte gelernt, dass man solche Dinge mit den Patienten genau besprechen muss. Dass man das Verständnis und die Mitarbeit der Patienten braucht.

Was Herztransplantationen betraf, so verstand ich, dass diese Eingriffe für einen geübten Herzchirurgen eher zu den leichteren Operationen gehörten. Die Operateure selbst waren also nicht die eigentlichen Helden. Damit eine Transplantation erfolgreich verlief, mussten auch andere Aspekte berücksichtigt werden: wie die Auswahl der richtigen Patienten, der richtigen Spenderorgane oder das Erkennen und Beherrschen von Abstoßungsreaktionen sowie eine Vielzahl von weiteren Baustellen. Aber in der ersten Phase der Transplantation von 1967 bis 1970 durchschaute man das noch nicht richtig. Die Gründe für ein Scheitern der Transplantationen waren anfangs völlig unbekannt, und erst durch systematische wissenschaftliche Arbeit hatte man in den Folgejahren spezifische Erfolgskriterien entwickelt. Zu 95 Prozent verdanken wir die wichtigsten Erkenntnisse dazu der Gruppe um Norman Shumway. Sie hatte weitergemacht, obwohl sich nach den gescheiterten Versuchen die allgemeine Meinung durchsetzte, dass man solche Eingriffe nicht machen könne. Die Skepsis gegenüber Herztransplantationen war um 1970 überall sehr groß. Auch Borst war davon überzeugt, dass man Herztransplantationen vergessen könne, das würde niemals klappen.

Ich hatte zunächst überhaupt keine eigene Meinung dazu, aber als ich dann in Kalifornien war und mit der Shumway-Truppe in Kontakt kam, verstand ich immer mehr, worauf es ankommen würde, wenn man zukünftig Menschen damit retten wollte. Auch war ich dabei, als zum ersten Mal ein nicht von einem Organspender im benachbarten Operationssaal entnommenes Herz transplantiert wurde – man hatte es von weiter entfernt per Flugzeug nach Stanford gebracht. Eine Sensation. Das war 1977 gewesen. Hier wurde also systematisch weitergearbeitet, und es wurden all die Bedingungen formuliert, die später dazu führten, dass Ende der Siebziger-, Anfang der Achtzigerjahre auch andere Chirurgengruppen weltweit Herztransplantationen neu überdachten und schließlich vornahmen.

Zu diesen Bedingungen gehörte, dass die Patienten keine Lungenembolie, keinen Tumor, keinen Diabetes und keine Nierenerkrankungen haben durften. Und ganz wichtig, bei ihnen durfte auch kein erhöhter Lungengefäßwiderstand diagnostiziert sein. Das muss ich erklären: Besteht eine Herzinsuffizienz lange Zeit, erhöht sich der Widerstand im Lungenkreislauf, und die rechte Herzseite hat Mühe, das Blut durch die Lunge hindurchzutreiben. Wenn man jetzt ein neues, frisches Herz in einen solchen Kreislauf transplantiert, ist das rechte Herz, das solche Bedingungen nicht kennt, kaum in der Lage, das Blut durch die Lunge zu treiben – es kommt sofort zu einem Rechtsherzversagen. Das ist ein Mechanismus, der war 1967/1968 noch nicht bekannt.

In Stanford war es unglaublich, mit anzusehen, wenn ein schwerstkranker Patient, der kaum aufstehen oder ein paar Schritte machen konnte, sich nach der Transplantation in kurzer Zeit zu einem völlig leistungsfähigen Menschen entwickelte. Ich begegnete Patienten, die nach einem solchen Eingriff weiter ihren Beruf ausübten, wieder Sport trieben und tatsächlich eine hervorragende Lebensqualität hatten.

In den Köpfen der meisten ist noch heute das Herz das zentrale Organ, das den Menschen ausmacht, weshalb es einen besonderen Stellenwert einnimmt – und das war auch der Grund, warum eine Herztransplantation so spektakulär für die Öffentlichkeit war. Natürlich ist das Herz ein besonderes Organ: zum einen, weil es das zentrale Kreislauforgan ist – ohne Herz funktioniert der Kreislauf und damit auch das Leben nicht. Aber zum anderen verknüpft der Mensch mit dem Herzen sehr viel mehr, hier wird der Sitz aller Gefühle angenommen. Nicht umsonst ist unsere Sprache voll mit Hinweisen auf das Herz, so ist man von Herzen dankbar, empfindet großen Herzschmerz, bezeichnet etwas als herzallerliebst oder herzbeklemmend. Das Herz wurde lange Zeit als das zentrale Organ des Menschseins angesehen – und nicht das Gehirn, das tatsächlich unser Menschsein charakterisiert. Dieses Denken schwingt noch immer in den Diskussionen mit, wenn es um die Organentnahme des Herzens geht, ganz anders ist es, wenn über eine Entnahme oder Transplantation von Niere oder Leber gesprochen wird. Vielleicht weil man meint, dass man mit dem Herzen auch die Persönlichkeit mittransplantiert.

Es ist das einzige selbstständig aktive und bewegte Organ, das, wie gesagt, nicht vom Träger beeinflusst werden kann und dessen Aktivität man trotzdem spürt, das macht das Herz so außergewöhnlich. Wenn das Herz schnell schlägt, man Herzklopfen hat, so sind das alles Hinweise darauf, dass das Herz wie ein eigenes Individuum empfunden wird. Das hebt es für den Träger hervor – im Gegensatz zu anderen Organen, die man erst wahrnimmt, wenn sie krank sind oder schmerzen. Die einzigartige Bedeutung des Herzens hat allerdings dazu geführt, dass Fortschritte in der Behandlung immer wieder behindert wurden: »Um Gottes willen, der vergreift sich am Herzen; der begeht etwas Sündhaftes.« Die öffentliche Meinung war lange Zeit gegen irgendwelche Eingriffe am Herzen, und das hat auch bei der Herztransplantation eine große Rolle gespielt. Zu der Zeit, als die ersten Transplantationen stattfanden, wurden viele Leute gefragt, was sie denn von einer solchen Operation halten würden: Manche haben sie verdammt – darunter auch Mediziner –, sahen darin etwas Unethisches, das dürfe man auf gar keinen Fall tun. Diese Vorstellung unmoralischen Tuns geht zurück bis ins 19. Jahrhundert, als die ersten Eingriffe in der Nähe des Herzens stattfanden. Auch die wurden sehr kontrovers aufgenommen.

Wer es trotzdem wagte, wurde auf der anderen Seite in der Presse als Held gefeiert, obwohl, hier wiederhole ich mich gern, die meisten Herztransplantationen standardisierte Eingriffe und selbst technisch nicht sonderlich anspruchsvoll sind. Ein Team, das mit der Transplantation einer Leber beschäftigt ist, braucht in der Regel sehr viel länger als das OP-Team am Herzen. Die Lebertransplanteure bekamen aber nie die gebührende Aufmerksamkeit.

War ich während meiner Studentenzeit wenig gereist, so konnte ich das jetzt nachholen. Jeder Fellow konnte sich eine Kliniktour zusammenstellen, eine Reise durch die USA nach eigenem Gutdünken, für fünf, sechs Wochen; Empfehlungsschreiben wurden vorher an alle Abteilungschefs geschickt. Alles wurde bezahlt, einschließlich Flüge und Unterkunft. Zuerst war ich in Chicago gewesen, von dort aus flog ich nach Houston, damals eine weitere Hochburg der Herzchirurgie. Dann ging es nach New Orleans, nach Birmingham, Alabama, New York, Boston, Toronto.

Im Dezember 1977 trat ich meine Rückreise an. Ich fuhr im Auto quer durch die USA nach New York und flog dann via London nach Hannover. Auf dem Flughafen Heathrow stand die deutsche Polizei bereit und kontrollierte die Passagiere, die nach Deutschland wollten. Es war die Zeit des »Deutschen Herbsts«, die mit der Entführung von Arbeitgeberpräsident Hanns Martin Schleyer durch die RAF, die Rote Armee Fraktion, begonnen hatte. Als ich in einer kleinen Maschine in Hannover landete, war alles grau und in Nebel gehüllt. Die Häuser waren klein. Beim Ausstieg sah ich, dass ein Panzer auf dem Rollfeld stand. Einen Moment lang zweifelte ich daran, die richtige Entscheidung getroffen zu haben.

4 Bypass-Operationen statt Herztransplantationen

»Wie können wir ein Herztransplantationsprogramm auf die Beine stellen?« Borst schaute Rudolf Pichlmayr an, der ja das Leber- und Nierentransplantationsprogramm an der MHH entwickelt hatte. Es war an einem der Weihnachtstage 1977, kurz nach meiner Rückkehr aus den USA, zu dritt saßen wir beisammen im Haus von Pichlmayr und überlegten, was für ein solches Unterfangen zu tun sei. Borst, der anfangs gegen Herztransplantationen war, hatte ich offenbar mit meinen Schilderungen aus Stanford überzeugen können. Wenn es dort so gut funktionierte, warum dann nicht auch in Hannover? Er war Feuer und Flamme. Doch als wir mit der Idee zu unserem Schweizer Kollegen, dem Kardiologen Professor Paul Robert Lichtlen gingen, sagte der nur knapp: »Nichts da, kommt gar nicht in Frage. Herztransplantationen machen wir nicht! Wir haben ohnehin schon solche enormen Wartezeiten bei den koronaren Bypass-Operationen, wenn da noch Transplantationen hinzukommen, wird die Kapazität unserer Klinik nur geschmälert.«

Der Einwand war berechtigt, Bypass-Operationen wurden gerade in großer Zahl gemacht. Die neuen Möglichkeiten der Katheter-Diagnostik hatten dazu geführt, dass man Koronarerkrankungen früher erkannte. Die Koronarchirurgie war inzwischen so gut, dass es erstmals möglich war, diese auch tatsächlich effektiv zu behandeln. Diese Krankheit ist eine typische Zivilisationskrankheit, die vor allem in der Wohlstandsphase nach dem Zweiten Weltkrieg drastisch anstieg. Koronare

Krankheiten existierten schon vorher, auch früher starben die Menschen an Herzinfarkten, und es hatte in den Vierziger- und Fünfzigerjahren operative Konzepte gegeben, die aber allesamt rudimentär geblieben waren. Mit der Entwicklung von Kathetern konnte man im Rahmen einer Angiografie – einer radiologischen Untersuchung, bei der Gefäße mit Kontrastmittel gefüllt werden – zum ersten Mal die Krankheit systematisch diagnostizieren und zeigen, wo Verschlüsse oder Stenosen waren, also Verengungen an den Koronararterien. Man hatte sich natürlich weltweit Gedanken gemacht, wie man diese angehen könnte. So gab es 1967 eine Gruppe an der Cleveland-Klinik in Ohio, die zum ersten Mal eine Bypass-Operation machte, wobei man zwischen der Hauptschlagader und den Koronararterien hinter der Verengung Venensegmente vom Bein oder später auch Arterien aus der Brustwand schaltete und damit die Verengung umgehen konnte, sodass das Herz besser durchblutet wird. Und diese Bypass-OPs (Bypass = Umgehung) wurden dann von allen chirurgischen Eingriffen die häufigste Operation überhaupt, später wurde sie hunderttausendfach gemacht.

Die Kardiologen begannen dann, im großen Stil Patienten zu katheterisieren und damit Fälle zu beschreiben und zu bestimmen, bei denen eine Bypass-OP dringend notwendig war. Es waren viele, doch dafür waren die kleinen herzchirurgischen Kliniken nicht ausgerichtet. Und so entstand in den Siebzigerjahren das beängstigende Schlagwort vom »Tod auf der Warteliste«. Ein beängstigendes Phänomen. Viele Patienten starben, während sie auf ihre OP warteten, einfach weil die Kapazitäten der herzchirurgischen Abteilungen nicht ausreichten. Um dem »Tod auf der Warteliste« entgegenzuwirken, verbrachte man Patienten für eine Bypass-OP in einem nicht unerheblichen Umfang ins Ausland, entweder in die Schweiz, wo Kliniken existierten, die regelrecht auf deutsche Patienten spezialisiert waren, oder man organisierte einen Transport in die USA, insbesondere nach Houston, denn in dieser texanischen Stadt gab es zwei große herzchirurgische Kliniken, eine davon, das Texas Heart Institute, war damals die größte auf der Welt, jährlich wurden dort rund 5000 Operationen am offenen Herzen gemacht. Das war sehr, sehr viel. Viele junge Herzchirurgen pilgerten zu diesem Institut und lernten dort das Bypass-Konzept. Nicht weiter verwunderlich: Auch in Deutschland sollte Abhilfe geschaffen werden, die Krankenkassen machten Druck auf die Sozialministerien, doch irgendetwas zu unternehmen, um diesem Umstand gerecht zu werden. In den späten Siebzigerjahren, als ich aus Amerika zurückkam, war dieser Wunsch besonders ausgeprägt, insofern unterstützten wir Professor Lichlen und hielten uns mit unserer Idee zurück.

Aber unser Plan war nicht vergessen, sondern nur zurückgestellt. Als in München 1981 die ersten Herztransplantationen stattgefunden hatten, war unser Ehrgeiz wieder angestachelt. Gegenargumente zählten jetzt nicht mehr. Wir bekamen grünes Licht: »Okay, ihr könnt jetzt ein Herz transplantieren.« Nun mussten Vorbereitungen getroffen werden, einen solchen Eingriff konnten wir nicht von heute auf morgen bewerkstelligen, es bedurfte einer Vorlauf- und Entwicklungszeit. Borst übertrug mir die Aufgabe, ein Team zusammenzustellen, ich brachte meinem Assistenten Dr. Henning Warnecke bei, was ich über Herztransplantation bis dahin wusste, und im Frühjahr 1983 ging er nach Stanford, um sich weiter zu spezialisieren. Ich selbst machte in derselben Zeit eine Rundreise und besuchte verschiedene Kliniken, die inzwischen angefangen hatten, Herzen zu transplantieren. Ich reiste ins Harefield Hospital in London zu Magdi Yacoub, einem ägyptisch-britischen Herzchirurgen, der 1980 zum ersten Mal einem Patienten namens Derrick Morris ein neues Herz verpflanzte – Morris sollte fünfundzwanzig Jahre damit leben. Ich sah Yacoub bei seiner Arbeit zu, wir tauschten Gedanken aus, danach flog ich in die USA, nach Pittsburgh, Pennsylvania, um in der dortigen chirurgischen Universitätsklinik von der sogenannten Pittsburgh-Gruppe – dieses Team transplantierte seit 1980 – mehr über die von ihnen gemachten Erkenntnisse in Erfahrung zu bringen. Anschließend ging es weiter nach Stanford, um zu sehen, was es Neues gab. Ohnehin war ich jedes Jahr zwei-, manchmal dreimal in Kalifornien, weil ich diesen Bundesstaat als meine zweite Heimat angesehen hatte. Es ging mir nicht darum, bei einer Herztransplantation mitzumachen, sondern ich war dabei, entscheidende Informationen zu sammeln. Und nach den Frühjahrstouren von Warnecke und mir dachte ich: Jetzt sind wir so weit, dass wir anfangen können.

Ich startete nun eine zweite Reise, dieses Mal in Deutschland, und suchte Kardiologen auf, mit denen wir schon zusammengearbeitet hatten. Es ging um potenzielle Empfänger, also um Patienten, die entweder eine schwere Kardiomyopathie (Herzmuskelerkrankung) hatten oder sich im Endstadium einer Koronarerkrankung nach Herzinfarkten befanden, jedenfalls um solche Menschen, die in einem Stadium der Herzinsuffizienz waren, in dem abzusehen war, dass ihre Lebenserwartung vielleicht nur noch Monate betrug. So sammelte ich Informationen über Patienten, die den Stanford-Kriterien entsprachen. Das war ja ein sehr wesentlicher Punkt, den man dort formuliert hatte: nämlich zu definieren, wer ein geeigneter Empfänger ist und wer nicht.

Und dann kam der 21. Juli 1983, der Tag, an dem wir Stephanus Göppert ein neues Herz einsetzten. Unsere Pressereferentin an der MHH, Ellen Runge, rief den NDR an. An diesem Abend lief im Radio die Sendung »Sprechstunde«, das angekündigte Programm wurde geändert, und ein Moderator berichtete stattdessen live von der ersten Herztransplantation in Norddeutschland, er befand sich oberhalb des Operationssaals, sah uns zu und kommentierte live, was er beobachtete. Noch heute bin ich erstaunt, welche Nervenstärke ich damals gehabt haben musste, meine erste Herztransplantation zu machen, während gleichzeitig der NDR anwesend war. Es hätte auch schiefgehen können. Als die eigentliche OP vorbei war und es nur noch darum ging, den Brustkorb zu verschließen, ging ich hoch in die Kuppel zu dem Moderator und gab ihm ein Interview, in dem ich erklärte, wie überraschend gut alles verlaufen sei und dass der Patient in zwei, drei Stunden aufwachen werde. Und so geschah es auch.

Am nächsten Tage wurde Stephanus Göppert auf der Intensivstation extubiert und er saß auf seinem Bett.

»Fühlen Sie sich gut?«, fragte ich.

Er nickte. »Ich bin so froh, dass ich wieder aufgewacht bin.«

»Haben Sie schlimmere Schmerzen als sonst? Ungewöhnlichere?«

»Nein.«

Nach der Visite rief ich meinen Chef in Österreich an, um ihm zu erzählen, dass der Patient extubiert auf seinem Bett sitzen würde. Lange Zeit sagte er nichts, dann fünfmal hintereinander: »Ist das wahr?« Er hatte wohl realisiert, dass in der vergangenen Nacht etwas Außergewöhnliches passiert war, denn plötzlich war die Klinik in aller Munde, und das wiederum hatte zur Folge gehabt, dass sie sich im Laufe der nächsten Jahre zu einem bedeutsamen Transplantationszentrum für Herz- und Lungentransplantationen entwickeln sollte. Doch weil ich und nicht Borst in der Öffentlichkeit stand, war unser Verhältnis von diesem Tag an ein anderes, eines, das nicht ganz frei von Spannungen war.

In den folgenden zwei Jahren machte ich über siebzig Transplantationen, wobei ich auch erstmals in Deutschland einem Kind ein Herz verpflanzte. Der Junge war neun Jahre alt, ein

Schulkind, das das Herz eines ausgewachsenen Mannes bekommen sollte. Im ersten Moment hatte ich gedacht, dass das Herz viel zu groß sein könnte, aber bei diesem Eingriff konnte ich beobachten, wie es sich an den Kreislauf des Buben anpasste, es schrumpfte regelrecht, vor unseren Augen, es nahm sogar schon während der Operation die richtige Größe an. Die Plastizität des Herzens und seine Fähigkeit, sich Erfordernissen anzupassen, ist wirklich enorm.

Dieser Junge lebte danach noch sechzehn Jahre mit seinem transplantierten Herzen. In der Zeit, wo er zu einem jungen Mann heranwuchs – am Ende war er einen Kopf größer als ich –, wuchs auch sein neues Herz mit. Erst war es also geschrumpft und dann, wie man es von einem normalen Herzen erwartet, mitgewachsen. Auch diese Anpassungsfähigkeit macht das Herz so faszinierend.

Der Grund, warum der Junge eine Transplantation gebraucht hatte, lag an einer angeborenen und von seinem Vater vererbten Erkrankung, einer Form der Kardiomyopathie. Dieser Vater hatte – wie sich aber erst später herausstellte, als ich ihn in Berlin transplantierte – die gleiche Krankheit. Bei ihm gab es jedoch einen tragischen Ausgang. Er entwickelte eine Psychose und stürzte sich aus dem zweiten Stock der Klinik. Offenbar hatte er den Zustand des Transplantiertseins nicht verkraftet. Die Mutter des Jungen, eine sehr starke Frau, hatte schon gewarnt, dass man auf ihren Mann aufpassen solle. Wir hatten das jedoch nicht so ernst genommen, zumindest nicht so, als dass wir ihn vor einer derartigen selbstzerstörerischen Aktion hätten bewahren können.

Der Junge selbst musste im Alter von fünfundzwanzig Jahren nierentransplantiert werden, eine Folge von den Medikamenten, die wir ihm gegeben hatten, um die Abstoßungsreaktionen zu verhindern, also Cyclosporin A, ein Immunsuppressivum, das aus Schlauchpilzen gewonnen wird. Dieser

Arzneistoff war ein enormer Fortschritt bei der Beherrschung der Abstoßungsreaktionen nach der Transplantation, aber hat den Nachteil, dass er, auf Dauer angewandt, organtoxisch wirkt und somit wie ein Gift verschiedene Organe angreifen kann, typischerweise die Niere. Nicht wenige von den Langzeitpatienten nach Herz- oder auch anderen Transplantationen entwickelten dann eine Niereninsuffizienz und mussten dann an die Dialyse.

Die Mutter hatte ihrem Sohn eine eigene Niere gespendet, doch der Junge verstarb dann zwei Wochen nach der Nierentransplantation an einem plötzlichen Herztod. Bei der Obduktion stellte sich heraus, dass er bereits deutliche chronische Veränderungen an den Koronararterien hatte, und im Nachhinein dachten wir, dass er vielleicht auch erneut herztransplantiert hätte werden müssen, wie wir das bei verschiedenen anderen Patienten später auch getan haben.

Die Gefahr, dass unmittelbar nach der Transplantation eine akute Abstoßungsreaktion stattfand, also dass der Körper ein fremdes Organ nicht annahm, konnte mit Medikamenten zunehmend kontrolliert werden, zunächst mit diesem Cyclosporin A. Aber es stellten sich neben den organtoxischen Problemen auch gewisse Langzeit-Transplantaterkrankungen ein, zum Beispiel eine sehr diffuse Koronarsklerose (Verkalkung der Koronararterien). Dies ist eine Erkrankung, die bis heute nicht gut zu behandeln ist. Man vermutet, dass es sich dabei um eine chronische Abstoßungsreaktion der Innenhäute der Koronararterien handelt, aber sicher ist das nicht.

Vor Kurzem ließ ich eine Langzeitstudie machen über Patienten, die länger als dreißig Jahre nach einer Herztransplantation leben, und aus meiner eigenen Erfahrung kann ich sagen, dass zirka fünf Prozent der Transplantierten dreißig, sogar fünfunddreißig Jahre danach noch am Leben sind – und allesamt haben Anzeichen dieser chronischen Koronarveränderung, die man als chronische Transplantatvaskulopathie bezeichnet. Man erreicht zwar eine stattliche Überlebenszeit, auch mit guter Lebensqualität, im Mittel mindestens fünfzehn Jahre, aber dies geht nicht ohne Spätfolgen ab. Wir können mit unseren heutigen Möglichkeiten das Leben verlängern, aber man kann nicht ein ewiges Leben erreichen. Wenn man einem schwerstkranken Menschen die Chance gibt, dass er noch fünfzehn oder zwanzig Jahre weiterlebt, dann ist das ein großer Erfolg.

Wenn man bedenkt, dass einige der Transplantierten fast achtzig Jahre alt werden, dann haben sie damit eine fast normale Lebenserwartung. Das ist schon sehr viel. Ich habe noch Kontakt zu einem Patienten aus der Schweiz, aus Basel, den ich 1985 transplantierte, zu einer Zeit, als Herztransplantationen in der Schweiz noch nicht zugelassen waren. In den späten Sechzigerjahren hatte man in Zürich eine Herztransplantation vorgenommen, die einen großen Wirbel verursacht und große Streitereien ausgelöst hatte, weil man nicht wusste, ob die Angehörigen des Spenders zugestimmt hatten. Das war der Grund, warum die Schweiz für lange Zeit jegliche weitere Transplantation untersagte. Und deshalb kam damals der junge Mann aus Basel nach Hannover, und heute, sechsunddreißig Jahre nach seiner Transplantation, lebt er noch immer. Vor vier Jahren musste er erneut transplantiert werden, aber auch das hatte er gut überstanden. Nach seiner ersten OP gründete er einen Betrieb als Gärtner mit mehreren Angestellten und eine Familie mit mehreren Kindern.

Stephanus Göppert lebte nach seinem Eingriff leider nicht so lange, er starb ein halbes Jahr später an einer Abstoßungsreaktion.

5 *Ein Zentrum in Insellage*

Schon kurz nach meiner Rückkehr aus den USA, 1979, lud mich ein Professor aus Berlin, Wolfgang Dissmann, er war Chefarzt am Klinikum Am Urban in Kreuzberg, zu einem Vortrag über moderne Herzchirurgie ein. Ich sagte zu, fuhr nach Berlin, hielt den Vortrag und fuhr wieder zurück nach Hannover. Vielleicht ein Jahr später rief mich Dissmann erneut an und meinte, ich solle doch mal zu ihm nach Berlin kommen, er hätte etwas Wichtiges mit mir zu besprechen. Und so saß ich an einem Sonntagabend bei ihm in seinem Häuschen in Zehlendorf, wir unterhielten uns über alles Mögliche, sodass ich mich schon wunderte, was der Sinn meines Besuchs war. Doch irgendwann rückte er damit heraus:

»Sagen Sie mal, Hetzer, was glauben Sie, was man für eine Herzchirurgie braucht?«

Über die Antwort musste ich nicht lange nachdenken: »Na ja, jedenfalls so viel, dass man zumindest 400 Operationen am offenen Herzen machen kann.« In Deutschland war das damals der Durchschnitt in den Kliniken, die überhaupt solche Eingriffe durchführten.

»Und was würden Sie denken, wenn wir 4000 machen würden?«

Skeptisch schaute ich mein Gegenüber an. Natürlich fragte ich mich, ob er noch ganz normal sei. Aber dann langte Dissmann in eine Aktentasche, die neben ihm stand, und zog einen Bauplan heraus mit einem komplett ausgearbeiteten Konzept für ein Herzzentrum am Urban-Krankenhaus für tatsächlich 4000 Operationen, mit acht Operationssälen und fünfzig Intensivbetten. Es war eigentlich eine Eins-zu-eins-Kopie des Texas Heart Institute. Dissmann hatte Patienten, die eine Not-OP brauchten, mit Flugzeugen nach Houston fliegen lassen. Er hatte bei den Krankenkassen durchgesetzt, dass sie die Kosten übernahmen, weil man weder in Berlin noch in Westdeutschland jemanden gefunden hatte, der eine solche Operation hätte machen können. Das Texas Heart Institute hatte ihn offenbar sehr beeindruckt, und da hatte er sich wohl überlegt, so was machen wir auch in Berlin, eine riesige Klinik für ganz Europa. Der Bedarf war ja evident, es war nicht falsch gedacht, sehr klug im Grunde und vor allem sehr mutig.

»Morgen gehen wir zusammen zum Gesundheitssenator, ich habe dort einen Termin anberaumt«, sagte Dissmann stolz, nachdem ich die Nachricht verdaut hatte. Da hatte sich einer viel vorgenommen.

Am nächsten Tag marschierten wir beide frühmorgens zum Berliner Gesundheitssenator, damals An der Urania.

»Guten Tag, das hier ist Dr. Hetzer, er ist Oberarzt in Hannover und kann Ihnen erzählen, wie traurig die Situation der Herzchirurgie in Deutschland ist«, stellte mich Dissmann vor.

Und ich habe dann alles den Tatsachen entsprechend geschildert, man hörte sich das an, nickte mit dem Kopf, wohlmeinend, hin und wieder wurde sanft gelächelt. Die Leute im Amt dachten sicher auch das, was ich anfangs gedacht hatte: Da spinnt einer. Schließlich hieß es »Vielen Dank« und Dissmann und ich haben den Raum wieder verlassen.

Lange Zeit hörte ich nichts, fast hatte ich dieses Treffen vergessen. Aber dann wurde Richard von Weizsäcker 1981 Regierender Bürgermeister, und nach dem vormaligen SPD-Senat unter Dietrich Stobbe und Hans-Jochen Vogel kam ein CDU-Senat ans Ruder. Von Weizsäcker hatte eine Truppe von jungen, aktiven Männern aus Bonn mitgebracht, die etwas aus West-Berlin machen wollten, das damals schon verschrien war als Hort von Chaoten und Kriegsdienstverweigerern. Sie hatten sich vorgenommen, ein paar Akzente zu setzen, und so erinnerte man sich an die Herzzentrumsidee von Dissmann.

Eines Tages erhielt ich ein Schreiben aus Berlin, ich solle doch mal ein Konzept für eine Herzchirurgie mit 2000 Eingriffen am offenen Herzen und 500 anderen erstellen. Das war etwas weniger als Dissmanns einstige Vorstellung, aber dennoch war das eine andere Dimension als sonst üblich. Denn die größte Klinik in Deutschland wies Anfang der Achtzigerjahre 800 Maschinenoperationen auf, das war in Erlangen gewesen. Da gab es Professor Gerd Hegemann, der ebenfalls noch alles operierte, vom Blasenstein bis zum Herzen. Er war immerhin so energisch gewesen, dass er aus der Chirurgischen Universitätsklinik in Erlangen tatsächlich einen großen Laden gemacht hatte und Herzoperationen im großen Stil durchführte.

Ich setzte mich dann hin und erarbeitete ein Konzept nach meinen Vorstellungen aus, mit Personalbedarf und all den Neuerungen, die ich aus Amerika kannte, wie zum Beispiel einer intermediären Pflegestation (Intermediate Care), eine Intensivüberwachungspflege. Heute ist sie überall in Deutschland zu finden, damals gab es nur kleine Intensivstationen und die althergebrachten Normalstationen. Zwanzig Seiten brachte ich zusammen und schickte sie schließlich auf dem Postweg nach Berlin.

Erneut ließ eine Antwort auf sich warten, und ich dachte schon: Das wird nichts. Doch eines Tages bekam ich ein Schreiben, ich möge doch bitte nach Berlin kommen, zu einem Gespräch mit einem Referenten der Gesundheitsbehörde, einem gewissen Herrn Motzkus, und dem Staatssekretär Albrecht Hasinger. Immerhin. Das klang ernsthaft. Tatsächlich hatten die beiden sich auch intensiv mit meinem Konzept befasst, und ich staunte, mit welcher Verve der Staatssekretär an die Sache heranging. In verhältnismäßig kurzer Zeit hatte er alle

Behörden, die ihre Zustimmung geben mussten, eingeschaltet. Von der ersten Entscheidung im Senat bis zur Fertigstellung der Klinik vergingen nur zwei Jahre. Für eine Berliner Bürokratie unerhört kurz, und so ganz anders als beim neuen Flughafen Berlin Brandenburg. Mit großem Elan und auch gegen sämtliche Widrigkeiten, die nicht unerheblich gewesen waren, wurde das durchgeboxt.

Eines der Hindernisse war die Lage von West-Berlin, die Stadt war eine Insel, keine Patienten konnten aus dem Umland kommen, das war ja DDR-Land. Das heißt, man musste damit rechnen, ja darauf zählen, dass ein Großteil der Patienten aus der Bundesrepublik eingeflogen werden würde. Zum anderen war West-Berlin gerade dabei, den Wildwuchs an Krankenhausbetten abzubauen. Und nun kam der Gesundheitssenator Ulf Fink daher und wollte ein neues Krankenhaus errichten. Das hatte auch dazu geführt, dass die Anzahl von Betten bei der Planung der neuen Klinik gering gehalten wurde. Von Anfang an war das ein Problem, weil niemand geglaubt hatte, nicht einmal die Architekten, dass eine solche Klinik in diesem Umfang umsetzbar sei. Man hielt das für eine politische Spielerei. Und als es dann ruchbar wurde, lautete die Schlagzeile auf der ersten Seite des *Tagesspiegel* auch »Gigantische Fehlplanung«. Den CDU-Burschen, die von Bonn nach Berlin umgezogen waren, diesen Träumern, hatte man unterstellt, etwas zu planen, das eigentlich Quatsch war.

Die Widerstände kamen vor allem aus der Bundesrepublik, die Sozialminister in den einzelnen Bundesländern meinten: »Schon wieder Berlin. So ein Unfug.« Besonders der hessische Sozialminister Armin Clauss schimpfte über dieses Projekt. »Ausgerechnet Berlin.« Es ging ums Prestige, natürlich. Und das schlug sich auch nieder bei der Bewilligung der nötigen Mittel. Aber den CDU-»Träumern« gelang es über den damaligen Arbeits- und Sozialminister Norbert Blüm (von 1981 bis

1982 war er unter Weizsäcker Senator für Bundesangelegenheiten und Bevollmächtigter des Landes Berlin) einen Fonds über 80 Millionen D-Mark locker zu machen, um die Finanzierung eines neuen Herzzentrums zu ermöglichen. Auch das ging ruck, zuck und sorgte für große Freude.

Ich wurde zu den Planungsverhandlungen hinzugezogen, und dann kam der Tag, an dem ich Borst darüber informierte, dass ich in diese involviert sei. Plötzlich hatte er selbst Interesse an dieser neuen Klinik, eine Chefposition in so einem großen Zentrum, das war etwas vollkommen anderes als die Klinik in Hannover. Diese war deutlich kleiner, und zudem war Berlin trotz aller Widrigkeiten ein Kulminationspunkt der Weltpolitik. Das war Hannover nicht, mit Hannover konnte man keinen Staat machen. Und tatsächlich sah es lange Zeit danach aus, dass den Leuten in Berlin Borst gefiel, immerhin hatte er einen Namen, und als Galionsfigur wäre er wirklich gut gewesen. Wäre nicht der Tag der ersten Herztransplantation in Hannover dazwischengekommen. Damit stand ich plötzlich im Rampenlicht der Öffentlichkeit und Borst machte daraufhin einen Rückzieher.

Natürlich gab es auch in Berlin eine Herzchirurgie, Emil Sebastian Bücherl war Chefarzt im Westend-Klinikum, das Klinikum der Freien Universität Berlin, und Professor Bücherl war, sagen wir es mal so, ein geschickter und intelligenter Wissenschaftler, der sich mit allen möglichen neuen Dingen befasst hatte, ein wahrer Pionier. In den Sechzigerjahren hatte er die beiden einzigen Lungentransplantationen in Deutschland gemacht, und seit Anfang der Siebzigerjahre hatte er konsequent an der Entwicklung eines künstlichen Herzens gearbeitet. Sein »Berliner Kunstherz« war das einzige Forschungsprojekt zu diesem Thema in Deutschland, das weltweite Anerkennung genoss. In seiner Klinik war er der Chef der gesamten Chirurgie, was für West-Berlin unüblich war, weil hier nach achtundsechzig die Kliniken in einzelne Abteilungen aufgeteilt wurden – ähnlich wie es Borst von sich aus in Hannover eingeführt hatte.

Bücherl schaffte es auf rund 1000 Maschinen-OPs jährlich, das war nicht zu verachten und hätte für Berlin vielleicht ausgereicht. Aber er war kurz vor dem Ruhestand, und so wurde ein Vertrag mit der Freien Universität geschlossen, der besagte, dass mit der Emeritierung von Bücherl die Herzchirurgie im Westend aufhören und Herzoperationen dann nur noch im neuen Herzzentrum durchgeführt werden sollten. War er damit einverstanden? Nein, er war heftigst dagegen. Insbesondere auch gegen mich, als es zur Berufung meiner Person als Leiter dieses Herzzentrums kam. Als er merkte, dass es auf mich zulief, legte er aus Protest seinen Vorsitz in der Berufungskommission nieder. Ich denke nicht, dass er es auf mich speziell abgesehen hatte, es hätte jeder andere sein können. Grundsätzlich hatte er nur etwas gegen einen Chef gehabt, der nicht er selbst war. Bücherl, Jahrgang 1919, hatte wie viele seiner gleichaltrigen Kollegen ein ziemlich großes Ego, und er empfand es als persönliche Beleidigung, dass etwas Derartiges wie ein Herzzentrum geplant wurde, und zwar ohne ihn. Er hätte es vielleicht gerade noch akzeptiert, wenn einer seiner Schüler dort Chef geworden wäre, aber die kamen nicht in Betracht. Und dass dann gerade ich der Auserkorene war, das hatte ihm gar nicht gefallen, weil es offensichtlich in der Vergangenheit Animositäten zwischen Borst und Bücherl gegeben hatte.

Aber ich wurde dennoch berufen, trotz aller Gegenwehr. Ursprünglich hatte der Senat den Plan verfolgt, eine Art Koronarfabrik zu bauen, mithin eine Klinik, die sich hauptsächlich mit Koronarchirurgie befassen sollte – vergleichbar mit jenen Kliniken in der Schweiz, die sich auf deutsche Patienten spezialisiert hatten. Den Politikern schwebte eine Klinik wie die Genolier-Klinik vor, herrlich zwischen Genf und Lausanne gelegen, mit Blick auf den Genfer See, und betrat man den Eingang, dachte man, in einer Hotellobby zu sein. Die Operationssäle und Intensivstationen lagen im Keller und waren damit nicht sichtbar. Das war die Wunschvorstellung, einige Politiker meinten: »So müssen wir das machen.« Größe und Bedeutung der Genfer Klinik hatten ihnen gefallen. Die koronaren Operationen wären sicher der Motor für das Herzzentrum, aber ich wehrte mich dagegen, dass man sich ausschließlich auf Koronarchirurgie und Bypässe konzentrieren wollte. Deutlich gab ich zu verstehen, dass ich da nicht mitmachen würde, eine herzchirurgische Klinik in dieser Größenordnung müsse das gesamte Spektrum der Herzchirurgie abdecken, die Herzklappenchirurgie, die Chirurgie an den großen Gefäßen, an der Aorta, und vor allen Dingen auch die angeborenen Herzfehler, insbesondere bei Kindern. Schließlich gab man nach.

Auch bestand ich auf einer engen Verbindung mit der Freien Universität, und auf mein Drängen hin wurde dann ein Kooperationsvertrag geschlossen zwischen dem Herzzentrum, dem Gesundheitssenator (damals Ulf Fink) und der Freien Universität. Er beinhaltete eine Verpflichtung, nämlich dass die leitenden Ärzte des Herzzentrums gleichzeitig C4-Professoren, also volle Professoren der Uni sein würden. Das war eine Konzession an die deutschen Verhältnisse, denn hierzulande ist es so: Will jemand im Fach Medizin Karriere machen, muss er nicht nur promovieren, sondern er muss sich auch habilitieren. Wer nicht Professor ist, gilt nicht viel, selbst wenn er Chefarzt ist. Das ist noch heute so. Und ich hatte mir gedacht, wenn das Herzzentrum eine Zukunft haben soll, muss es junge ambitionierte Leute an sich binden. Die bekommt man aber nur, wenn man ihnen die Möglichkeit einer akademischen Karriere eröffnet. Ohne diese Maßnahme wäre es auch nichts geworden, das Herzzentrum wäre eine Routineklitsche geworden, wo man Eingriffe runteroperiert, ohne Weiterentwicklung, ohne Forschung, ohne Ehrgeiz. Dieser Kooperationsvertrag war also enorm wichtig und zahlte sich aus. Immerhin, in meiner Zeit im Herzzentrum, habilitierten sich über sechzig Ärzte aus meiner Klinik, einige davon auch in innerer Medizin, viele von ihnen wurden Chefs von Kliniken. Ich habe dann in Berlin bis zu meiner Emeritierung 2014 die Hauptvorlesung in jedem Studiensemester, zunächst an der Freien Universität, dann an der Humboldt-Universität und schließlich an der Charité gehalten, so, wie ich und meine Mitarbeiter sämtliche klinischen Visiten und Separatvorlesungen zu dem Fachgebiet in der studentischen Lehre absolvierten, ganz ohne Zuwendungen vom Staat. Auch betrieben wir eine Vielzahl von wissenschaftlichen Projekten, die dann Grundlage einer großen Anzahl von Publikationen und Vorträgen, zumeist in internationalen Zeitschriften und bei Kongressen wurden.

Offiziell wurde meine Berufung am letzten Tag des Jahres 1985. Das Herzzentrum, so war beschlossen worden, sollte nicht am Urban-Krankenhaus entstehen, sondern am Rudolf-Virchow-Krankenhaus. Es war einst das größte Krankenhaus in Deutschland mit über 2000 Betten gewesen. Hier, am Augustenburger Platz 1 im Wedding, gab es einen großen Eingangsbau, der wie ein Schloss aussah, und dieser Bau wurde zum Herzzentrum umfunktioniert. Erst hatte ich Zweifel, ob es möglich sei, aus dem alten Gebäude eine moderne funktionelle Einheit zu machen, doch alles wurde vorzeigbar – nicht nur das äußere »Schloss«. Das übrige Rudolf-Virchow-Krankenhaus wurde dann das Virchow-Klinikum der Freien Universität. Hätte man gewusst, dass in vier Jahren die politische Wende und der Mauerfall kommen, hätte man sich wahrscheinlich anders entschieden. Denn nach der Wiedervereinigung hatte die Stadt drei Universitätskliniken: Steglitz, das Virchow-Klinikum und die Charité in Mitte. Jahrelang gab es Streit darüber, welche von diesen Universitätskliniken man abwickeln sollte. Und weil man sich auf keine Klinik einigen konnte, hatte man alle drei gehalten, bis man später alle zur Charité zusammenfasste. Dieses Häuserkonglomerat ist ein Moloch, eigentlich bildet es mehrere Städte in einer Stadt. 18 000 Angestellte hat die Charité inzwischen, ein gigantisches Klinikum.

Das Herzzentrum war aber letztlich ein Fremdkörper in dieser Landschaft, denn es war nicht eine Klinik des Landes wie die Unikliniken, sondern es wurde gegründet als Stiftung des bürgerlichen Rechts, das heißt, man wollte von politischer Seite – in diesem Fall vonseiten des CDU-Senats – demonstrieren, dass es möglich ist, eine Großeinrichtung der hochtechnisierten Medizin auf privatrechtlicher Basis zu handhaben. Die Stiftung war zwar eine Non-Profit-Einrichtung, ansonsten aber an streng privatunternehmerischen Gesichtspunkten ausgerichtet. Mit ungemeinen Vorteilen. Das Konzept machte mich frei von allen Gremienbeschlüssen, ich musste nicht jahrelang zum Senator rennen, um etwas genehmigt zu bekommen. Ich setzte mich mit dem Verwaltungsdirektor zusammen und sagte ihm: »Das und das könnten wir gerade gebrauchen«, und er erwiderte daraufhin: »Können wir machen, wir können uns das ja leisten, wir haben genügend Geld.«

Zu verantworten hatten wir dies nur vor einem Stiftungsrat, der zweimal im Jahr tagte. Dieser hatte eine besondere Zusammensetzung. Er bestand aus zwölf Persönlichkeiten, davon vier »geborenen« Mitgliedern qua Amt (der Gesundheitssenator, der Präsident der Freien Universität, der Bürgermeister des Bezirks Wedding, der Ärztliche Direktor des Virchow-Klinikums) und acht »Personen des öffentlichen Lebens«, darunter der Präsident der Bundesärztekammer, Friede Springer, Unternehmer und Chefärzte. Diese hatten damit das Übergewicht über den eher politisch orientierten »geborenen« Teil. Auch nach einer Erweiterung auf fünfzehn blieb dieses Verhältnis von 1:2 erhalten.

Dieser Stiftungscharakter hatte aber noch eine andere große Bedeutung, denn diejenigen, die sich das ausgedacht hatten, wussten schon, warum sie es taten. In Deutschland ist eine Stiftung etwas Unantastbares, Politiker zum Beispiel können nicht von heute auf morgen etwas verändern, wie es ihnen gerade gefällt. Und man konnte sich ausrechnen, dass früher oder später in Berlin wieder eine andere politische Richtung an die Macht kommen würde, die dann vielleicht die Idee hätte, aus dem Herzzentrum ein normales städtisches Krankenhaus zu machen oder es der Universität zu übergeben. Schon von Anfang an hatte es größte Begehrlichkeiten erweckt, und die Freie Universität hatte sich auf den Schlips getreten gefühlt, weil sie es nicht bekommen hatte. Aber der Stiftungscharakter war eine klare politische Willensäußerung.

Stiftungen haben große Vorteile, bergen jedoch auch Gefahren. Macht eine Universitätsklinik oder ein städtisches Krankenhaus Defizite, kommen die Träger, also das Land oder die Stadt, dafür auf. So können Defizite kompensiert werden. Bei einer Stiftung ist eine solche Maßnahme nicht möglich. Das bedeutete, wir mussten von Anfang an Gewinne machen, sonst würden wir Konkurs anmelden müssen. Es war meine Aufgabe, dafür zu sorgen, dass das nicht passierte, doch zum Glück dachte ich an solche Risiken nicht einen einzigen Augenblick. Ich war damals 41, und allein das Haus so zu übernehmen, wie es da stand, in seiner ganzen Pracht und Größe, das war faszinierend. Und mit diesem Gedanken zog ich von Hannover nach Berlin – ein großer Schritt.

6 *Probeläufe mit Personalmangel*

Was für ein wunderschönes Büro! Wenn auch ein wenig leer, außer einem Schreibtisch mit einem Telefon darauf und einem Sessel dahinter standen keine weiteren Möbel in dem Raum. Es war der 2. Januar 1986, und ich trat auf den Balkon, der wahrlich eines Schlosses würdig war. Vor mir die Mittelallee, es war geradezu fürstlich. Ich dachte an meine Frau, bald würden wir zu dritt sein, mit unserer Tochter (sie kam am nächsten Tag zur Welt). Magdalena war noch in Hannover geblieben, hochschwanger, wie sie war, fühlte sie sich verständlicherweise nicht in der Lage, sich um ein neues Zuhause für eine junge Familie zu kümmern, und auch ich hatte dafür bislang keine Zeit gefunden.

Fürs Erste hatte ich eine Maisonettewohnung der Freien Universität bezogen, sehr schick und modern, möbliert und mit einer Küche. Im Februar kamen Frau und Kind nach, und nach einem halben Jahr haben wir ein Haus im Westend gefunden, in dem wir viele Jahre lebten, mit unserer Tochter und unseren beiden Söhnen Anton und Titus. Magdalena verließ gerne Hannover, Berlin sah sie als eine große Chance, zumal ich als Oberarzt der MHH ein limitiertes Einkommen hatte. Da sie aus Polen stammte, war es für sie auch leichter, von Berlin aus nach Warschau zu fahren. Zwar war das vor der Wiedervereinigung etwas schwierig, doch trotz der Mauer waren Reisen nach Polen möglich.

Am nächsten Tag, dem 3. Januar, telefonierte ich mit dem Geburtshelfer in Hannover, und er meinte, ich solle mir einen Namen für eine Dame ausdenken. Magdalena und ich hatten uns schon auf einen geeinigt: Anna Maria; Anna nach meiner Mutter. Meine erste Tochter, denn ich hatte noch einen älteren Sohn aus einer früheren Beziehung, Stephen. Anna Maria, sie kam gleichzeitig mit dem Herzzentrum auf die Welt. Mein Glück war perfekt.

Bevor wir in der Klinik endgültig loslegen konnten, machten wir einige Probeläufe, um sicherzugehen, ob auch alles funktionierte und wir die Abläufe in den neuen OP-Sälen beherrschten. Und auch die Intensivstationen profitierten davon, dass einige erfahrene und sehr engagierte Intensivschwestern aus Hannover mitgekommen waren, darunter Ute Süthoff, die die Leitung übernahm. Ohne sie wäre es nicht möglich gewesen, das Herztransplantationsprogramm in Hannover so zum Erfolg zu bringen, sie blieb Tag und Nacht bei den Patienten.

Dann, am 30. März, hatten wir die erste Operation am offenen Herzen anberaumt. Es war ein vierundsechzigjähriger Patient aus Minden in Westfalen, er brauchte einen Aortenklappenersatz. Ausgesucht hatte ich den Mann zusammen mit dem Kardiologen Dr. Rainer Buchwalsky aus Bad Rothenfelde, der immer am Freitag mit seiner Frau und großen Koffern, in dem viele Katheterfilme verstaut waren, nach Berlin gereist kam. Nachmittags setzten wir uns zusammen und sahen uns bis zu 150 Fälle anhand der Bilder an. In dieser Mammutsitzung machte ich Vorschläge, dass man dieses oder jenes operieren könnte – oder eben auch nicht. Am Abend ging er dann mit seiner Frau ins Theater oder in die Oper, da bot Berlin sicher mehr als Bad Rothenfelde.

Knapp einen Monat später fand schließlich die erste Herztransplantation statt, und acht Tage darauf, am 29. April, wurde das Herzzentrum offiziell eröffnet, im Beisein von Richard von Weizsäcker, der damals schon Bundespräsident war, dem Regierenden Bürgermeister Eberhard Diepgen, Gesundheitssenator Ulf Fink und Norbert Blüm, der in seiner Rede meinte, das Deutsche Herzzentrum Berlin sei ein wichtiger Beweis der Leistungsfähigkeit unseres Gesundheitswesens. Da wollen wir ihn auch nicht enttäuschen, dachte ich, immerhin hatte er mit seinem Fonds eine Menge dazu beigesteuert, dass es ein modernes Zentrum geworden war. In meiner kurzen Rede dankte ich auch Friede Springer, da das Haus Springer ein kräftiger Befürworter dieses Herzzentrums war. Axel Springer, der ein halbes Jahr vorher verstorben war, hatte noch zu Lebzeiten eine Spende von sechs Millionen D-Mark getätigt, und zwar für den Umbau eines anliegenden Gebäudes zu einem Gästehaus. Da davon auszugehen war, dass die Patienten aus der ganzen Bundesrepublik eingeflogen und von ihren Angehörigen begleitet werden würden. Dafür war dieses Gästehaus gedacht, das es nach wie vor gibt. Ein kleines Hotel neben dem Herzzentrum mit rund sechzig Betten. Wir waren damit das erste Krankenhaus in Deutschland, das sein eigenes Hotel hatte.

»Du hast uns den Namen geklaut«, sagte Professor Fritz Sebening, der 1981 die erste Herztransplantation im Deutschen Herzzentrum München durchgeführt und es aufgebaut hatte, nachdem die Reden vorüber waren und die Gäste sich die Räume anschauten.

»Berlin ist nicht München«, erklärte ich verschmitzt.

»Aber wo sollen denn eure Patienten herkommen?«, fragte er weiter. »West-Berlin kann nicht Patienten für 2500 offene Herzoperationen generieren.«

Das Argument war mir nicht unbekannt. Um zu gewährleisten, dass auch entsprechende Flüge zur Verfügung standen, waren wir auf die alliierten Fluggesellschaften, also Pan Am, British Airways und Air France, angewiesen. Andere Fluggesellschaften wie etwa die Lufthansa durften West-Berlin in der ersten Phase des Herzzentrums bis zur Wiedervereinigung und bis zum Ende des Alliiertenstatus der Stadt 1990 nicht anfliegen. Um es für uns einfacher zu machen, für Notfälle und auch für den Transport von Organen, die wir transplantieren wollten, etablierte sich auf dem Flughafen Tempelhof eine Kleinfluggesellschaft, die sich Tempelhof Airways nannte und unter US-amerikanischer Flagge flog. Captain Knut Kramer, der Chef dieser Gesellschaft, besaß eine Reihe von Kleinflugzeugen, mit denen wir dann Patienten eingeflogen oder Organe aus Westdeutschland geholt haben – ein direkter, schneller Weg, mit den offiziellen Linienmaschinen wäre das in dieser unkomplizierten Form nicht möglich gewesen. Für den Rücktransport der Patienten nach erfolgter Operation und meistens auch nach einer Rehabilitationsphase in der Klinik Wannsee musste auch eine Flugtauglichkeitsbescheinigung ausgestellt werden, die sicherstellte, dass die Patienten in einem Zustand waren, dass sie die zwar kurzen, aber immerhin Flugreisen nach Hannover, Köln, Hamburg oder Frankfurt überstanden. Tatsächlich ist es in all den Jahren nicht zu Zwischenfällen gekommen.

Oft genug wurde angezweifelt, ob wir es schaffen würden, ausreichend Patienten aus Westdeutschland ins Herzzentrum Berlin zur Operation zu bringen. Ich wusste zwar, wie lang die Wartezeiten in der BRD waren, aber es war tatsächlich nicht sicher, ob unser Konzept funktionieren würde. Die Kosten für die Flugreisen übernahmen die Krankenkassen nur zu gern, denn sie waren wesentlich geringer, als wenn sie die Patienten in die USA geflogen hätten. Zudem gab ich die Losung heraus: »Wir nehmen jeden Patienten an. Wir lehnen niemanden ab, auch wenn ein Fall noch so schwierig oder aussichtslos erscheint. Wir nehmen jeden Patienten auf, und wenn er erst mal da ist, sehen wir, was wir mit ihm machen können, ob er konservativ behandelt werden muss, ob wir operieren können und wie wir ihn operieren können.«

Für die damalige Zeit war das etwas völlig Neues, zumal aufgrund der Diskrepanz zwischen der Anzahl der Patienten, die auf eine OP warteten, und den tatsächlichen Operationsmöglichkeiten. Die meisten Kliniken lehnten die Patienten mit erhöhtem Risiko ab und behandelten sie erst gar nicht. Das war Usus und weit verbreitet. Und Gründe gab es genug: zu alt, zu dick, zu viele Begleiterkrankungen, Diabetes oder sonst irgendwas. Jedenfalls wurde eine Vielzahl von Kriterien aufgelistet, die zwar allgemein das Risiko erhöhen konnten, aber keinen wirklichen Hinderungsgrund für eine Operation darstellten. Mit Nachdruck gab ich meinem Team zu verstehen: »Mit so was fangen wir gar nicht erst an. Wir überlegen zusammen, was die beste Behandlung für den Patienten ist.« Ein guter Schachzug, um so eine große Klinik auf der Insel Berlin zu füllen. Dieses Vorgehen hatte dazu beigetragen, dass wir uns einen Namen im ganzen Land machten. Nach dem Motto: »Findet man sonst keinen Chirurgen, dann schick den Patienten nach Berlin.« Ich war froh, dass wir immer versuchten, jeden aufzunehmen, unser Möglichstes zu tun, dafür war ein Zentrum gedacht.

Das Problem mit dem Transport war also gelöst. Aber es existierten noch weitere Schwierigkeiten. Für unsere große Anzahl von Herz-Lungen-Maschinen benötigten wir auch ein entsprechend großes Team von Leuten, die diese Maschinen bedienen konnten, Kardiotechniker, die damals meist aus Pflegeberufen kamen und für diese besonderen Funktionen angelernt wurden. Offiziell gab es den Beruf des Kardiotechnikers damals gar nicht, dafür war der Bedarf an Leuten, die man in der Bundesrepublik für diese Tätigkeit brauchte, viel zu klein. In den meisten Kliniken waren nur drei, vier Kardiotechniker notwendig, aber im Herzzentrum war ich plötzlich mit einer viel größeren Anzahl von ihnen konfrontiert, mit mindestens zwanzig dieser Techniker. Wo sollte ich die hernehmen? In meiner Not verfiel ich auf die Idee, eine Schule für Kardiotechniker zu etablieren, eine solche kannte ich aus den USA, in Europa gab es so etwas nicht. Und als ich einmal eine Woche lang in Danzig operierte, war mit im Team ein erfahrener Kardiotechniker, Peter F. Böttger, der schon in zahlreichen Kliniken in Deutschland gearbeitet hatte und sich sehr für dieses Gebiet interessierte. Mit ihm zusammen gründete ich dann in Berlin die »Akademie für Kardiotechnik« im Jahr 1987, die nach amerikanischem Vorbild eine zweijährige Ausbildung gewährleistet, zu 40 Prozent theoretisch und zu 60 Prozent praktisch. Wir erreichten auch, dass diese Ausbildung mit einer staatlichen Prüfung und einem Zertifikat einherging. Auf diese Weise stellte ich eine gewisse Qualität sicher, es durften am Ende nur noch solche Leute bei uns arbeiten, die dieses Prädikat vorwiesen.

In keinem anderen Bundesland konnte sich jedoch unsere Ausbildung als Obligat durchsetzen, der Beruf des Kardiotechnikers hängt weiterhin in der Luft. Die deutsche Bürokratie ist schwierig, und auch der Föderalismus ist schwierig. Da unsere Gesundheitspolitik Ländersache ist, hängt es immer von den einzelnen Bundesländern ab, welche Veränderungen sie mitmachen und welche nicht. Bei den Corona-Regelungen zeigte sich, wie schwer sich Deutschland tut, eine einheitliche Lösung herbeizuführen.

Die Akademie war für uns eine Innovation, die sich ausgezahlt hatte, aber erst nach zwei Jahren. Anfangs mussten wir uns damit behelfen, überall passendes Personal zu finden und abzuwerben. Mühsam war das gewesen. Ich hätte auch nie geglaubt, wie anstrengend es werden könnte, eine solche Schule zu etablieren. Die Wege in den Ministerien waren unergründlich, zumal eine solche Akademie Geld kostet. Es gab aber von staatlicher Seite keine Mittel dafür, doch dieses Hindernis akzeptierte ich nicht. Warum nicht einen Förderverein gründen? Und so wurde die »Gesellschaft der Freunde des Deutschen Herzzentrums Berlin« ins Leben gerufen, genau mit dem Hintergedanken, die Akademie zu finanzieren. Einiges gab ich noch aus eigener Tasche hinzu, denn unser Verwaltungsdirektor Heini Neher zeigte ebenfalls keine große Lust, seine Kasse damit zu belasten. Das Gebäude zu unterhalten, das Lehrpersonal zu bezahlen, da kamen leicht ein paar 100 000 D-Mark zusammen. Aber es gelang uns. Unsere Bemühungen führten immerhin dazu, dass der Beruf »Kardiotechniker« 1991 erstmals in einem Bundesgesetzblatt erwähnt wurde. Dafür bekam ich dann, unter anderem, des Bundesverdienstkreuz 1. Klasse.

Die Suche nach exzellenten Kardiotechnikern war das eine, die nach hervorragenden Pflegekräften und Chirurgen das andere. Ich hatte eine kleine Kerntruppe aus Hannover mitgebracht, alles junge Chirurgen, von denen nur einer gerade seinen Facharzt gemacht hatte, mein erster Oberarzt Henning Warnecke, ein ernster und systematischer Arbeiter, dem aber bislang die Erfahrung für das gesamte chirurgische Spektrum fehlte; die anderen waren noch in der Ausbildung. Warnecke war meine wichtigste Stütze in Hannover gewesen, hatte sich aber auch große Verdienste bei den Anfängen des Herzzentrums Berlin erworben. Warnecke kümmerte sich auch um die Nachversorgung der Transplantierten in einer von ihm eingerichteten Ambulanz, er entwickelte nach und nach eine erhebliche chirurgische Expertise. 1995 verließ er mich allerdings, um eine neu gegründete herzchirurgische Klinik in Bad Rothenfelde zu übernehmen. Ich bedauerte das, da ich ihn sehr schätzte.

In den ersten Monaten war ich also der Einzige, der alles operieren konnte. Mitunter blieb ich drei oder auch vier Tage und Nächte am Stück in der Klinik. Immerhin fand ich hin und wieder in meinem Büro zwei Stunden Schlaf, dazu hatte ich mir einen besonderen Kippsessel besorgt, in dem ich mich zurücklehnen konnte. Einmal drehte Gero von Boehm einen Film für das ZDF über Herztransplantationen, von der Organentnahme bis zur Verpflanzung, und es gibt in ihm eine Sequenz, wo ich während der Dreharbeiten in meinem Zimmer im Liegestuhl schlief, in der Wartezeit auf das zu implantierende Organ.

Ja, der Start war anstrengend und holprig, doch im Lauf der nächsten Monate wurde es besser, und am Ende des Jahres hatten wir mehr als 700 Herz-Lungen-Maschinen-Operationen durchgeführt. Ich selbst war mindestens an der Hälfte von ihnen beteiligt, ging von einem OP-Saal zum anderen – von den sechs Operationsräumen hatten wir zuerst nur drei eröffnet; aber selbst das war schon viel.

Da ich bei der Planung des Herzzentrums darauf gedrängt hatte, alle Arten von Behandlungen anzubieten, bedeutete das natürlich, den Kindersektor adäquat abzudecken. Dafür benötigte ich einen Kinderkardiologen. Der berufene Kardiologe aus München wollte vor allem die damals sehr wichtige Kathetertechnik und die Ballondilatation der Koronararterien, bei der über die Einstichstelle ein dünner und biegsamer Draht bis zur verengten Stelle eingeführt wird, forcieren. So versiert er war, er war kein Mann für die angeborenen Herzfehler.

Überhaupt fanden sich kaum Kardiologen, die das spezielle Gebiet der Kinderkardiologie handhaben konnten. In Berlin gab es zwar einen Kinderkardiologen in der Kinderklinik, der sehr nett und fürsorglich im Umgang mit Kindern war und in dieser Hinsicht ein sehr guter Arzt, aber Korrekturoperationen angeborener Herzfehler waren nicht sein erstes Augenmerk. Aus diesem Grund bestand ich darauf, eine Abteilung »Kinderkardiologie« einzurichten. Ich besprach dieses Problem mit dem für die Hochschulmedizin zuständigen Referenten, Rüdiger Strehl, und er riet mir, doch eine Professur für Kinderkardiologie auszuschreiben, die für das Herzzentrum noch vakant war. Zu meiner großen Freude bewarb sich Professor Peter Lange aus Kiel, ein ausgewiesener Spezialist, der Erfahrung mit operierten Kindern mitbrachte und willens war, dieses Gebiet visionär anzugehen. Lange zog dann im Frühjahr 1988 nach Berlin und baute bei uns seine Abteilung für Kinderkardiologie auf.

Angeborene Herzfehler sind nicht einfach zu definieren, sie umfassen ein komplexes Feld. Es sind Fehlentwicklungen, die ungefähr ein Prozent aller Neugeborenen betreffen. Da gibt es Säuglinge mit verengten oder undichten Herzklappen, mit nicht angelegten großen Gefäßen oder mit Kurzschlussverbindungen in der Vorhof- oder der Herzkammerscheidewand. Für die richtige Diagnostik braucht es einen internistischen Partner, um diese besondere Art des Herzfehlers zu verstehen, und der auch weiß, wie die Zukunft eines Kindes mit diesem oder jenem Herzfehler sein wird, und der sich um die Behandlung der betreffenden Kinder vor und nach der Operation kümmert. Das ist ein äußerst sensibler Bereich sowohl für die Kinder als auch für die Eltern, denn es war wichtig, dass man frühzeitig, häufig schon im Säuglingsalter, operierte, um zu verhindern, dass durch die Abnormität andere chronische Schäden entstehen, die dann nicht mehr zu beheben waren. Vor allem betraf das die Lunge. Verpasste man den Zeitpunkt der OP, konnte es passieren, dass Kinder blausüchtig wurden: Lippen und Fingerkuppen wurden dick und blau, Anzeichen dafür, dass der Herzfehler nicht mehr operabel war. Die Tendenz, möglichst frühzeitig eine Korrektur vorzunehmen, ist heute mittlerweile Usus, damals musste man das Eltern sehr genau erklären.

Zugleich erforderten herzoperierte Babys eine besondere Pflege durch Kinderkrankenschwestern. Um dies zu ermöglichen, wurde eine Station der chirurgischen Abteilung freigemacht und zur Kinderkardiologie erklärt. Pflegerinnen, die ich ebenfalls aus Hannover mitgebracht hatte und von denen ich wusste, dass sie entsprechende Erfahrungen mit Säuglingen hatten, betreuten diese. Sie hatten noch keine Spezialausbildung als Kinderpflegerin, heute wäre das nicht mehr zulässig. Nur Pflegekräfte, die eine entsprechende Kinderausbildung haben, dürfen jetzt auf solchen Stationen arbeiten.

Angeborene Herzfehler können durch bestimmte Umwelteinflüsse (mütterliche Erkrankungen) oder genetische Faktoren verursacht sein. Genetische Fehlentwicklungen sind zum Beispiel Chromosomendefekte wie Trisomie 21 – bei einem Down-Syndrom ist eine besondere Form des Herzfehlers sehr typisch. Deswegen werden auch eingehende Untersuchungen bei jedem Neugeborenen durchgeführt. Denn ein komplexer Herzfehler beeinflusst das Leben der Familie wesentlich, da ein solches Kind oft kränkelt und kaum eine normale Kindheit hat. Häufig sind mehrere OPs hintereinander notwendig, und das bleibt nie folgenlos für die gesamte Familie. Angeborene Herzfehler sind somit ein ganz eigenes Gebiet, das von vielen Seiten betrachtet werden muss, soziale, psychologische und spezielle fachliche Kenntnisse gehören unbedingt dazu. Ich selbst hatte Kinderherzchirurgie in Hannover gelernt und dann weiter in den Staaten verfolgt, es war mir ein besonderes persönliches Anliegen, diesen Bereich im Herzzentrum zu integrieren. Bücherl hatte in Berlin noch einige Kinder selbst operiert, aber es waren eher einfachere Eingriffe, schwierigere wurden nach Göttingen geschickt, dort gab es im Universitätsklinikum eine erfahrene Truppe. Aber so etwas musste auch in der geteilten Stadt angeboten werden.

In ganz Deutschland suchte ich nach Chirurgen, wobei ich auch den einen oder anderen einstellte, der sich hinterher als Fehlgriff erwies. Dann übernahm ich von der Bücherl-Klinik, die ja am Auslaufen war, einige Operateure, die mit der Herzchirurgie vertraut waren.

Bei einer der vielleicht wichtigsten und zukunftsweisenden Entscheidungen spielte jedoch Zufall, eine persönliche Vorgeschichte und die große Politik eine Rolle: Im Zentralklinikum in Augsburg hatte sich ebenfalls eine Herzchirurgie etabliert. Dort hatte ich mich einst als Chefarzt beworben, wurde aber als zu jung erachtet. Über die Absage war ich gar nicht so unglücklich, denn ich wollte nicht zurück nach Augsburg. Hätte ich mich allerdings nicht um die Stelle bemüht, hätte ich mich bei meiner Familie nicht mehr blicken lassen können. Meine Mutter und mein Bruder lebten in der Nähe des Zentralklinikums, mein Vater war schon 1973 gestorben. Beide hätten mich gerne in der Nähe gehabt. Ich verfolgte den Posten jedoch nur halbherzig, gehörte am Ende aber zu den letzten drei Kandidaten. Als ich dann vor der Kommission Platz nahm, saß vor mir einer meiner früheren Gymnasiallehrer, der inzwischen Zweiter Bürgermeister war. Er hielt eine lange Rede, wie stolz er doch sei, dass einer seiner ehemaligen Schüler sich um die Stelle bewarb. Der Landrat, der ebenfalls ein Wörtchen mitzureden hatte, war da sachlicher:

»Herr Hetzer, Sie wissen schon, dass das Zentralklinikum keine Universitätsklinik, sondern ein städtisches Krankenhaus ist?«

»Ja, das ist mir bewusst«, antwortete ich. »Und ich muss ehrlich sagen, dass ich mich auch nicht beworben hätte, wenn Augsburg nicht zufällig meine frühere Heimat wäre.«

»Das habe ich mir gedacht.«

Damit war ich als Kandidat ausgeschieden.

Ich hatte so reagiert, weil zu diesem Zeitpunkt Berlin im Gespräch war, und das hatte mich viel mehr interessiert. Genommen wurde einer der beiden anderen Kandidaten, Eberhard Struck, ein zuverlässiger Chirurg, der aus München kam, aber ein etwas schwieriger Mensch war. Er hatte Probleme mit anderen Kollegen, und aus München hatte er einen Arzt mitgebracht, Yuguo Weng. Dr. Weng war ein Dissident aus China, der zusammen mit seiner Frau, ebenfalls einer Ärztin, aus seiner Heimat geflohen und am Herzzentrum in München weiter ausgebildet worden war.

Eines Tages im Frühjahr 1986, ich war immer noch dabei, Leute für das Berliner Herzzentrum zu rekrutieren, rief mich Professor Struck an und sagte, er habe da einen sehr guten Mann, aber man könne ihn nicht halten, denn die bayerische Regierung würde seine Aufenthaltsgenehmigung nicht verlängern wollen. Eine unschöne Sache. »Vielleicht könnte Dr. Weng bei Ihnen unterkommen?«, fuhr mein Gesprächspartner fort.

Einen guten Mann kann ich immer gebrauchen, dachte ich, und so nahm ich, nachdem ich aufgelegt hatte, den Telefonhörer wieder zur Hand und rief die zuständige Referentin des Gesundheitssenators an. Als ich sie an der Strippe hatte, sagte ich:

»Ich würde gern einen chinesischen Arzt einstellen, der in Bayern Probleme mit einer Verlängerung seiner Aufenthaltsgenehmigung hat. Gibt es da eine Möglichkeit?«

Sofort wurde mir mitgeteilt: »Kein Problem.«

Im Frühherbst kam dann Dr. Weng nach Berlin. Ohne ihn wäre vieles anders gekommen, mit seiner Hilfe gingen die Dinge schneller und besser voran, als ich es mir hätte wünschen können. Er war ein überaus erfahrener Mediziner, der die gesamte Chirurgie beherrschte, und er hatte geradezu magische Hände. In China hatte er während der Kulturrevolution als Barfußarzt auf dem Land gearbeitet. Er war von Dorf zu Dorf gezogen, wobei er mit den primitivsten Mitteln alles behandeln musste. Die Details seiner Flucht behielt er für sich, und später, nach der politischen Wende in den frühen Neunzigerjahren, als sich China dem Westen gegenüber etwas öffnete, durfte er auch wieder zurück in seine Heimat reisen (mehrmals begleitete ich ihn). Für mich war er ein Mann von unschätzbarem Wert. Er konnte alles, hatte große Erfahrung und besaß eine enorme Geschicklichkeit. Zwar konnte er nicht perfekt Deutsch, seine OP-Berichte lasen sich holprig, doch sein Können, seine Arbeit mit den Händen und mit seinem Kopf oder sein Verhalten gegenüber Patienten waren wichtiger als korrekte Orthografie. Er hatte mir gezeigt, dass es vielleicht besser war, fähige Ausländer anzustellen als qualitativ nicht so talentierte Deutsche. Dr. Weng, der später auch mein Stellvertreter als Direktor der Chirurgie des Herzzentrums wurde, starb leider 2017 mit Anfang siebzig.

Das Herzzentrum wurde mehr und mehr zu einem internationalen Ort, Ärzte und medizinisches Personal kamen aus den unterschiedlichsten Ländern. Ein Umfeld, das es möglich machte, ganz unterschiedliche Kulturkreise miteinander zu verbinden. Sicher, mitunter führte das zu Kommunikationsschwierigkeiten oder Mehrarbeit, weil man nachbessern musste. Manchmal führte das auch zu Ärger, weil ich Sekretärinnen dazu einsetzen musste, Briefe an Kollegen oder zuweisende Krankenhäuser zu korrigieren. Für mich waren das aber Konzessionen, die man hinnehmen musste, wenn es darum ging, mit den besten Leuten zu arbeiten. Ein komplett deutsches Ärzteteam wäre vielleicht besser mit der unmittelbaren Umgebung zurechtgekommen, aber wir hätten sowohl an Expertise als auch an Weltoffenheit verloren – so meine Feststellung.

Während der Jugoslawienkriege in den Neunzigern beschäftigten wir erst Ärzte aus Serbien und dann auch aus Bosnien. Irgendwie hatte ich immer gefürchtet, dass die sich gegenseitig was antun würden, aber dem war nicht so. Bei uns waren sie Kollegen und ein Team. Die Klinik wurde von Jahr zu Jahr internationaler, unsere Mitarbeiter sprachen ein Dutzend verschiedene Sprachen, was es für Patienten und neue Kollegen leichter machte und weshalb man sich sofort willkommen fühlte. Dr. Weng hatte den Anfang gemacht, und nach der Öffnung Chinas nahm er alte Verbindungen von früher auf, was dazu führte, dass wir eine Vielzahl von chinesischen Ärzten, Schwestern und Kardiotechnikern im Haus hatten, die einen Monat oder aber für die komplette Facharztausbildung bis zu sechs Jahre blieben. Insgesamt über 500 chinesische Ärzte sind im Laufe der Jahrzehnte durch meine Abteilung gegangen.

Da konnte es schon mal passieren, dass ich in einen Operationssaal hineinkam, in dem Dr. Weng – umgeben von jungen chinesischen Ärzten – operierte und ich kein Wort verstand, weil die sich natürlich alle auf Chinesisch verständigten. Vielleicht ein Vorgeschmack auf das, was uns in fünfzig Jahren bevorsteht?!

7 *Das künstliche Herz*

»Sie sind ja nichts weiter als ein Transplantierer!«, so hatte mich Professor Bücherl beschimpft, als ich nach Berlin kam. Meine Ankunft machte ihn nicht glücklich, weil ich – im Gegensatz zu ihm – nicht die letzten Jahrzehnte damit zugebracht hatte, wissenschaftlich an der Entwicklung eines künstlichen Herzens zu arbeiten. Diejenigen, die das taten, waren die Vorreiter in der Herzchirurgie, das künstliche Herz war in seinen Augen viel bedeutsamer als eine Transplantation. Das künstliche Herz wurde damals zwar von vielen belächelt, aber immer wieder auch als ein ernsthaftes Gebiet angesehen. Weltweit gab es über zwanzig Forschergruppen, die sich mit der Entwicklung eines Kunstherzens befassten, alles experimentell. Zwischenzeitliche Versuche am Menschen scheiterten jedes Mal kläglich.

Der erste klinische Einsatz eines solchen künstlichen Herzens erlangte besondere Berühmtheit. 1969 arbeiteten in Houston zwei ehrgeizige Chirurgen parallel nebeneinander, der eine war Michael DeBakey vom Baylor Medical Center, der andere Denton Cooley vom Texas Heart Institute. Beide Koryphäen sind mittlerweile tot, beide spielen in der Geschichte der Herzchirurgie eine große Rolle. DeBakey hatte schon 1963 bei einer Patientin eine externe künstliche Pumpe eingesetzt, um sie nach einer Herzoperation am Leben zu erhalten. Diese Pumpe konnte er nach mehreren Tagen wieder explantieren. Es war der erste erfolgreiche klinische Einsatz. Und aufgrund dieses Falls und seiner sonstigen Aktivitäten hatte er einen Antrag an die US-Regierung gestellt, es ging dabei um ein groß angelegtes Forschungsprojekt, das sich mit der Entwicklung von künstlichen Herzen befassen sollte. Die Gelder wurden bewilligt, und DeBakey stellte den argentinischen Wissenschaftler Domingo Liotta ein, um ihn mit der Entwicklung eines solchen künstlichen Herzens zu betrauen.

Cooley war der Herzchirurg, der bis dahin die meisten Herztransplantationen durchgeführt hatte, rund sechzig, und im Rahmen dessen erlebte er das, was auch bei uns im Herzzentrum ein großes Problem war: Patienten, die nach einer Herzoperation ein Herzversagen erlitten und für die zum nötigen Zeitpunkt kein Transplantat zur Verfügung stand. Die Patienten starben, obwohl man ihnen mit einem Transplantat hätte helfen können. Cooley hatte in einem solchen Fall in einer Nacht- und Nebelaktion das von DeBakey entwickelte künstliche Herz bei dem Patienten implantiert. Offenbar waren die beiden Kliniken durch einen unterirdischen Gang miteinander verbunden gewesen und DeBakey war nicht informiert worden. Am nächsten Tag wurde Cooley dann weltweit als Held gefeiert, seine Tat galt als Sensation.

Dies war der Beginn einer lebenslangen Feindschaft zwischen den beiden Chirurgen. Ich erinnere noch einen Kongress in Leipzig, wo sowohl Cooley als auch DeBakey eingeladen waren, um einen Vortrag zu halten. Als Cooley auf dem Flughafen Halle/Leipzig gelandet war und hörte, dass Michael DeBakey schon seinen Vortrag gehalten hatte, flog er auf der Stelle wieder zurück nach Houston. Der Stellenwert von Herzoperationen und die damit verbundene mediale Aufmerksamkeit führten immer wieder zu Missgunst und Animositäten – die Kehrseite des enormen Fortschritts auf diesem Gebiet.

Jedenfalls war Cooleys Tat der erste klinische Einsatz eines totalen künstlichen Herzens, das heißt eines Apparats, den man anstelle eines natürlichen Herzens implantiert hatte. Das kranke Herz des Empfängers war entfernt worden wie bei einer

Transplantation, doch statt eines anderen natürlichen Herzens hatte Cooley das künstliche DeBakey-Herz eingesetzt. Schon allein diese technische Möglichkeit offenbarte, dass das Herz nicht das Zentrum menschlichen Lebens sein konnte. Danach gab es viele Menschen, die zwischenzeitlich mit einer solchen Pumpe gelebt haben, bis ein natürliches Spenderherz gefunden war und implantiert werden konnte. Und auch Cooley hatte nach dieser spektakulären OP dem Patienten nach nur wenigen Tagen ein natürliches Herz eingepflanzt. Der siebenundvierzigjährige Haskell Karp verstarb jedoch bald darauf, aber es war der erste Fall einer Überbrückungsoperation.

Ein weiterer Meilenstein gelang an der University of Utah in Salt Lake City. Dort forschte Willem Kolff, ein niederländischer Internist, der 1945 zum ersten Mal eine siebenundsechzigjährige Patientin aus einem Internierungslager in Holland mit akutem Nierenversagen an eine künstliche Niere angeschlossen hatte. Kolff war nach dem Krieg in die USA ausgewandert und hatte sich dort ebenfalls, später zusammen mit Robert Jarvik, einem Ingenieur, mit der Entwicklung eines künstlichen Herzens befasst. Das wurde dann 1982 von William DeVries einem pensionierten Zahnarzt in einer siebenstündigen Operation implantiert. Der Zahnarzt, Barney Clark, lebte damit gut vier Monate, starb dann aber an wiederholten Schlaganfällen. DeVries wiederholte diese Eingriffe, als er nach Louisville, Kentucky, umgesiedelt war, einer seiner Patienten überlebte mehrere Jahre, jedoch unter schrecklichen Bedingungen: Er hatte so viele Schlaganfälle und Embolien erlitten, dass sein Gehirn mehr oder weniger völlig zerstört war.

Das fortwährende Scheitern veranlasste die US-Regierung schließlich dazu, ein Moratorium gegen die Transplantationen von künstlichen Herzen am Menschen zu erlassen. In Amerika war ein solches Tun also lange Zeit nicht mehr möglich, und erst die Beschränkung auf künstliche Unterstützungssysteme, die nur zur Überbrückung angewandt werden durften, führte dazu, dass in den Staaten wieder Pumpen eingesetzt wurden.

In Europa war die Bücherl-Gruppe mit ihrem Kunstherzen ziemlich weit fortgeschritten. Viele Jahre ging es darum, zu beobachten, wie lange ein Kalb oder eine Ziege damit leben kann. In diesen Tierversuchen konnte von Mal zu Mal die Überlebenszeit gesteigert werden, waren es bei einem Kalb erst fünfzig Tage, dann 170 und schließlich 268 Tage; eine Ziege brachte es mit einem 1984 eingepflanzten Kunstherzen auf 345 Tage. Bücherl hatte mir Fotos von einem Kalb gezeigt, das mit einem künstlichen Herzen angetrieben wurde, es zog einen kleinen Wagen hinter sich her. Darauf befand sich ein Apparat, der aus zwei Pumpen bestand, die das Kunstherz mit Luftdruck betrieben. Diese Antriebssysteme waren entsprechend groß, anfänglich so groß wie ein Kühlschrank. Ich weiß noch, wie wir die ersten Patienten damit zur Überbrückung versorgten, das war schon sehr eindrucksvoll, wenn die über den Stationsflur gebracht wurden, eine wahre Prozession, die den monströsen Antriebsschrank hinterherfuhr.

Bücherl hatte mich also als Transplantierer abgestempelt. Im Februar 1986 – wir waren damals noch nicht so weit zu operieren, setzte er nach einer nicht gut verlaufenen Koronar-Bypass-OP, sodass der Patient sechsunddreißig Stunden an der Herz-Lungen-Maschine gehalten werden musste, erstmals sein künstliches Herz ein.

Die Voraussetzungen waren extrem schlecht, da der Patient durch die lange Zeit an der Herz-Lungen-Maschine schon deutlich geschädigt war. Das Blutgerinnungssystem war zerstört und alle Organe in Mitleidenschaft gezogen. Trotz des ziemlich desolaten Zustands des Patienten implantierte Bücherl das künstliche Herz, und nachdem er am darauffolgenden Tag ein Spenderorgan bekommen hatte, wurde das Kunstherz explantiert und das natürliche Herz implantiert. Diese Maßnahme hatte aber nicht mehr geholfen, der Patient starb sofort darauf. Da Bücherl aber nicht nur ein egozentrischer, sondern auch ein eitler Mensch war, hatte er während der Prozedur das Fernsehen und die Zeitschrift *Quick* mit in den OP-Saal eingeladen, die dann alles verfolgten. Das hatte einen immensen Aufruhr verursacht, und der Senat von Berlin hätte ihm fast die Approbation entzogen. Darüber kann man denken, wie man will, aber aus meiner Sicht war das eine echte Dummheit gewesen. Wie hatte Bücherl bei einem solch wichtigen Ereignis einen derart geschwächten Patienten wählen können? Es war doch davon auszugehen, dass die Öffentlichkeit das wahrnahm. Im Lauf des Jahres 1986 wagte er nochmals einen solchen Eingriff, der aber ebenfalls schiefging.

Ungeachtet dessen verrichtete ich meine Arbeit und baute ein Transplantationsprogramm auf. Im Sommer 1987, im Juli, hatten wir dann einen Patienten, der für ein künstliches Herz geeignet schien, ein dreiundfünfzigjähriger Mann aus dem Südwesten Deutschlands mit einer Herzmuskelerkrankung. Er war im fortgeschrittenen Schockzustand zu uns gekommen, und wir wussten, dass er innerhalb von wenigen Stunden sterben würde, da wir kein Spenderorgan zur Verfügung hatten. In dieser für den Patienten völlig ausweglosen Situation entschloss ich mich, ihm das Bücherl'sche Kunstherz zu implantieren. Es war nicht so, dass ich es ignorierte oder schlichtweg ablehnte, ich hatte das künstliche Herz immer im Hinterkopf gehabt, als wertvolle Überbrückung bis zur Transplantation. Ich hatte es aber noch nie selbst implantiert, und nun war es so weit. Bei der Operation schaute Bücherl zu. Alles verlief komplikationslos, und als der Mann wieder aufwachte, hatte sich sein Kreislauf durch das künstliche Herz enorm verbessert. Was war ich froh. Zwei Tage später konnten wir ihm ein natürliches Herz transplantieren, und auch das verursachte keine Probleme. Leider verstarb der Patient dann später an einer Abstoßungsreaktion. Doch für mich war nun klar, dass mit einem künstlichen Herzen eine Überbrückung bis zur Transplantation machbar war. Immerhin war das der erste Fall in Deutschland, der dies zeigte.

Bücherl ging im Frühjahr 1988 in den Ruhestand, und damit hörten die herzchirurgischen Aktivitäten an der Westend-Klinik auf, so wie es ausgemacht war. Für uns, für das Herzzentrum, eine Schutzgarantie. Mein »Konkurrent« hatte sich aber nicht nur auf das künstliche Herz konzentriert, das war sein Lieblingsprojekt, sondern ebenso, quasi als Nebenprodukt, extrakorporale Unterstützungssysteme entwickelt. Das muss man sich so vorstellen: Diese Systeme sind künstliche Pumpen, wobei man aber bei ihnen das natürliche Herz belässt. Man schließt sie zusätzlich an, und sie übernehmen dann das Blut aus dem Herzen, das über Plastikkanülen zu den Pumpen geleitet wird, die außerhalb des Körpers liegen; meist direkt am Bauch des Patienten. Und über weitere Kanülen wird das Blut wieder in die großen Gefäße zurückgepumpt. Auf diese Weise wird die Funktion der versagenden Herzkammern ersetzt, ganz ohne Transplantation. An solchen Unterstützungspumpen hatte die Bücherl-Gruppe gearbeitet, und sie gefielen mir als Überbrückung bis zur Transplantation noch besser als ein totales Kunstherz.

Im Sommer 1988 begann ich damit, solche Pumpen zu verwenden. Anfangs waren das noch experimentelle Produkte, dennoch verwendeten wir sie in solchen Fällen, wo wir dringendst ein Spenderorgan gebraucht hätten. Da ein höherer Bedarf an solchen Systemen sich abzeichnete, war es naheliegend, sie industriell herzustellen und sie auch vermarkten zu lassen. Ich konnte dann Guido Fehling, einen Mann, der in der medizinischen Instrumentenfabrikation tätig und in Karlstein, in der Nähe von Aschaffenburg, angesiedelt war, für diese Idee gewinnen. Zuvor hatte er in einer Firma in Tuttlingen gearbeitet, wo traditionsgemäß viele Betriebe chirurgische Instrumente herstellen. Fehling hatte sich dann selbstständig gemacht, und ich war 1985 mit ihm in Kontakt gekommen, damals hatte ich ihm den Auftrag für die Ausstattung der Operationssäle im Herzzentrum mit Instrumenten erteilt. Bei einem unserer Treffen sprach ich mit ihm über künstliche Pumpen. In der Folge kaufte er die Rechte an diesen Unterstützungssystemen der Freien Universität Berlin ab und gründete die Firma Berlin Heart. Der Name stammte von mir. Als wir im November 1988 in meinem Büro zusammensaßen und diskutierten, wie wir das alles stemmen könnten, warf ich etwas flapsig den Namen »Berlin Heart« in die Runde. Ich hatte gedacht, dass man einen englischen Namen bräuchte, sollte es doch eine weltweit bekannte Firma werden.

Fehling etablierte eine Fabrik in der Nähe des Herzzentrums. Zunächst versuchte er, Überbrückungspumpen maschinell herzustellen, aber das funktionierte nicht gut, die Ergebnisse waren nicht berauschend. Es gab eine Reihe von technischen Fehlern, sodass man zur Manufakturherstellung zurückkehrte. Über die Jahre war es ein sehr steiniger Weg für Berlin Heart, mit mehreren Eigentümern und verschiedenen Strukturen, mal wurde die Firma als Aktiengesellschaft geführt, dann wieder war sie Eigentum von mehreren Investoren. Schlussendlich erwarb die Darmstädter Unternehmerfamilie Ströher die Firma und führt sie bis heute mit wachsendem Erfolg.

Es wird häufig übersehen, dass für medizinischen Fortschritt die Präzision der Geräte von entscheidender Bedeutung ist. 1990 hatten wir im Herzzentrum zum Beispiel weltweit das erste Mal bei einem Kind, einem achtjährigen Jungen, eine künstliche Pumpe implantiert, vorher waren unsere Patienten nur Erwachsene gewesen. Wir verwendeten dafür eine kleine Erwachsenenpumpe von 50 ml, und diese Form der Überbrückung bis zur Transplantation hatte auch bestens geklappt.

Eine gute Woche lebte der Junge mit der Pumpe, dann hatten wir ein Spenderorgan für ihn, das vierzehn Jahre später aber noch mal retransplantiert werden musste. Insgesamt lebte der Patient nach der Überbrückungsphase noch einundzwanzig Jahre. Doch wir begriffen in diesem Moment auch, dass es spezielle Pumpen für Kinder geben muss. Eine Aufgabe, die wir sofort in Angriff nahmen. Schließlich verfügten wir über ein Spektrum von Kinderpumpen, von 10 ml über 25 ml bis 35 ml und 50 ml. Später wurde noch eine mit 15 ml dazwischengeschaltet, sodass wir für jedes Kinderalter und Kindergewicht die richtige Pumpe hatten. Damals wurden auch sie manuell hergestellt, heute maschinell.

Die Kinderpumpen von Berlin Heart sind immer noch die einzigen, die weltweit zur Anwendung kommen, ob in den USA, in Kanada oder in Japan. Die Amerikaner sind natürlich nicht glücklich darüber, dass sie eine solche Säuglingspumpe aus Deutschland importieren müssen, um ihre Kinder am Leben zu erhalten. Es gab einst von der US-Regierung einen groß angelegten Fonds von über 100 Millionen US-Dollar für die Entwicklung von Kinder-Unterstützungssystemen, das sogenannte PumpKIN Trial (für Erwachsene existieren mehrere Alternativen). Fünf Projekte von verschiedenen US-Unternehmen wurden gestartet, die aber allesamt scheiterten. Zwar schienen zwei Projekte tatsächlich Aussicht auf Erfolg zu haben, sie wurden aber von anderen Firmen schnell aufgekauft, um so vorab einen möglichen Konkurrenten auszuschalten. Letztlich wurde eine Weiterentwicklung eingestellt, nicht gerade ein sehr menschenbezogenes Denken. Jedenfalls hat dieses Vorgehen dazu geführt, dass zum jetzigen Zeitpunkt kein neues Konzept für Kinderpumpen vorliegt, und um ein solches zu entwickeln, bräuchte man mit allen Kontrollen mindestens fünf bis zehn Jahre. Die von Berlin Heart hergestellten Pumpen sind mittlerweile bei rund 3000 Kindern weltweit angewandt worden, wobei eine einzelne Pumpe rund 22 000 Euro (30 000 US-Dollar) kostet.

Mit dem Einsatz der Kinderpumpen kam auch Kritik auf: Uns wurde vorgeworfen, wir würden diese ohne Not implantieren, um so eher an Spenderorgane zu kommen. Für die Anfangsphase war eher das Gegenteil der Fall. Bei zahlreichen Implantationen war der Schockzustand der Patienten so fortgeschritten, dass eine Erholung des Organismus kaum mehr möglich war. Heute, mit reichlicher Erfahrung und einem breiten Spektrum an Unterstützungsmethoden, weiß man sehr wohl, bei welchem Zustand des Patienten welche Systeme anzuwenden sind und womit der bestmögliche Erfolg zu erzielen ist.

8 *Medizin als politisches Geschäft*

»Das kann doch nicht wahr sein«, rief ich aus. »Wie deprimierend ist das denn?« Es war der 29. Januar 1989, und zusammen mit Albrecht Hasinger und seiner Frau verfolgten wir die Hochrechnungen der Wahlen für das Abgeordnetenhaus von Berlin. Hasinger war Staatssekretär von Gesundheitssenator Ulf Fink, und mit großer Begeisterung hatten wir schon Pläne für die Zukunft des Herzzentrums ausgearbeitet. »Es sieht so aus, als würde Diepgen eine Niederlage einfahren.«

»Keine Sorge, das wird schon noch«, versuchte Hasinger nicht nur mich, sondern vorrangig sich selbst zu trösten.

»Sie können nicht die Zahlen ignorieren, das läuft auf einen Regierungswechsel hinaus. Ich werde fortan mit anderen Politikern umgehen müssen. Darauf muss ich mich einstellen. Was wird dann aus unseren Projekten?« Felsenfest war ich davon ausgegangen, dass Eberhard Diepgen weiterhin Regierender Bürgermeister bleiben würde, und dieser Meinung war nicht nur ich gewesen. Aber die SPD, die mit ihrem Spitzenkandidaten Walter Momper nahe an dem Ergebnis der CDU war, würde zusammen mit der Alternativen Liste (AL) regieren können. Das teilte ich auch dem Ehepaar Hasinger mit. Wieder winkte Albrecht Hasinger ab. »Ich glaub nicht, dass es ein rot-grünes Bündnis geben wird.«

Da war ich anderer Ansicht – und sollte recht behalten. Neue Gesundheitssenatorin wurde Ingrid Stahmer von der SPD, und als ich bei ihr einen Antrittsbesuch abstattete, empfing sie mich mehr als kühl. Das Herzzentrum war in ihren Augen ein CDU-Projekt. Noch schlimmer war es bei ihrer Staatssekretärin, die der AL angehörte. Als ich sie einmal in unser Herzzentrum einlud, um sie von unserer Arbeit zu überzeugen und sie durch die Intensivstation führte, hörte ich, wie sie zu ihren Begleitern sagte: »Also, so was Schreckliches von Apparatemedizin habe ich überhaupt noch nie gesehen.«

Ich wusste nun, dass ich mich auf eine Phase einstellen musste, in der wir nicht mehr so selbstverständlich auf politische Unterstützung zählen konnten. Zum Glück schützte uns der Stiftungscharakter vor allen möglichen Fantasien.

Dass sich ansonsten am Zustand von West-Berlin etwas ändern könnte, davon war nicht auszugehen. Hätte jemand prophezeit, dass die Wahl die letzte dieser Art sein würde, man hätte ihn kaum ernst genommen. Doch in den folgenden Monaten häuften sich die Ereignisse, die auf eine Veränderung in der DDR und in Ost-Berlin hinwiesen. Zuerst kamen einzelne Patienten aus dem Osten, was in der Vergangenheit unmöglich gewesen war. Meist waren es solche, die offenbar über politische Verbindungen verfügten, Wissenschaftler, die in der Sowjetunion gearbeitet hatten und komplexere Operationen bei uns machen lassen wollten. Schließlich hörte man immer öfter von Unruhen in einzelnen Städten in der Deutschen Demokratischen Republik, schließlich folgte die Grenzöffnung zwischen Ungarn und Österreich.

Schon vor der Wende gab es Austausch mit der herzchirurgischen Klinik in der Charité, mit ihrem Leiter Professor Harry Warnke und Dr. Hans-Joachim Winterfeld. Winterfeld war Internist und interessierte sich für die Rehabilitation unserer Patienten und fragte, ob er diese in der Wannseeklinik besuchen und untersuchen dürfe. Ich war offen dafür, auch suchte er mich regelmäßig auf. Als er im Juni 1989 im Herzzentrum war, sagte ich:

»Na, jetzt weht es kalt bei euch rein, wenn eure jungen Leute alle über die Grenze nach Österreich abhauen.«

Vehement schüttelte Winterfeld den Kopf. »Das ist doch alles nur Propaganda, das stimmt alles nicht.«

»Das kann man vielleicht euch erzählen, aber hier im Westen ist das nicht möglich. Das ist schon die Wahrheit.«

Als er ging, war ich nicht sicher, ob ich ihn überzeugt hatte. Doch es vergingen kaum zwei Wochen, als er erneut ins Herzzentrum kam. Seine Haltung war nicht mehr straff, es schien, als ließe er seine Schultern hängen, in seinem Gesicht spiegelte sich Niedergeschlagenheit. »Ich muss Ihnen recht geben«, sagte er mit gedrückter Stimme. »Meine Tochter ist jetzt auch verschwunden, wohl unterwegs Richtung Westen.«

Weil sich so viel im Osten tat, setzte ich mich jeden Abend vor den Fernseher und schaute mir die Berichte der *Aktuellen Kamera* an, der Nachrichtensendung der DDR. Auch am 9. November hockte ich davor, als die Pressekonferenz gezeigt wurde, in der der SED-Funktionär Günter Schabowski die neuen Regelungen für Westreisen bekannt gab und die berühmt gewordene Meldung vortrug: »Und deshalb haben wir uns dazu entschlossen, heute, eine Regelung zu treffen, die es jedem Bürger der DDR möglich macht, über Grenzübergangspunkte der DDR auszureisen ... ab sofort, unverzüglich.« Im ersten Augenblick hatte ich die Dimension dieser Nachricht noch gar nicht richtig verstanden, erst als in der Nacht Unruhe in den Straßen aufkam und am nächsten Morgen die Stadt voller Trabbis und Wartburgs war. An ein normales Vorwärtskommen war nicht zu denken. Alle erfasste ein Freudentaumel, und als ich auf der Heerstraße stoppte, sprang eine junge Frau aus einem Trabbi und schenkte mir eine Rose.

Eine Woche später fuhr ich, die Lage hatte sich verkehrstechnisch etwas beruhigt, mit meinem kleinen Sohn Anton über den jetzt offenen Grenzübergang Staaken/Heerstraße Richtung Potsdam. Die Straßen waren nahezu leer, kaum noch Autos waren zu sehen, stattdessen begegnete uns ein englisches Militärfahrzeug, was irgendwie überraschend war. Von Norden kommend fuhren wir an das dortige Brandenburger Tor. Weiter ging es Richtung Kirche, die Straße war rechts und links von grauen Häusern gesäumt, wenige Geschäfte gab es, ein sowjetisches Offizierskasino. Später fuhren wir dann über die Glienicker Brücke zurück nach Berlin, auf der schon Ost- und West-Agenten ausgetauscht worden waren. Die Grenzposten waren offen. Als ich nach zwei Stunden nach Hause zurückkehrte, sagte ich zu meiner Frau: »Du wirst kaum glauben, wo Anton und ich waren – in Potsdam.« Nie zuvor war ich in Potsdam gewesen.

In den folgenden Monaten änderte sich auch vieles für das Herzzentrum. Die fünf herzchirurgischen Kliniken in der DDR (Charité Berlin, Halle, Bad Berka, Leipzig, Rostock) führten insgesamt genauso viele offene Herzoperationen durch wie unsere Klinik, nämlich 2600. Das entsprach einer Anzahl von 165 solcher Eingriffe jährlich pro einer Million Einwohner, in der Bundesrepublik lag diese Zahl bei 500 Eingriffen pro einer Million Einwohner. Dabei war dies die höchste Rate im Ostblock, die DDR war unter allen Staaten des Warschauer Pakts das am besten medizinisch versorgte Land, in der Sowjetunion wurden im Vergleich nicht mehr als zwanzig derartiger Operationen pro eine Million Einwohner pro Jahr gemacht. In der DDR gab es trotzdem kaum Wartezeiten und damit auch keine Wartelisten. Das hing aber auch damit zusammen, dass es unter Erich Honecker nur wenige Katheterlabore gab – und das bedeutete, dass Herzerkrankungen nur begrenzt diagnostiziert wurden. Herztransplantationen wurden auch nur wenige vorgenommen, bis zur Wende insgesamt siebenunddreißig. Der damalige Chef der Chirurgie in der Charité, Helmut Wolff, überhaupt war er der führende Chirurg im SED-Staat, sagte deshalb auch einmal: »Wir wussten gar nichts von den vielen Patienten, die OP-bedürftig waren. Wir hatten keine entsprechenden diagnostischen Methoden gehabt.«

Folglich kamen Patienten mit großen Aortenaneurysmen (ballonartige Aussackungen der Wand der Hauptschlagader) zu uns, denen man gesagt hatte, sie sollten sich ruhig verhalten, am besten ins Bett legen, denn bei Belastung könne das Aneurysma platzen; das sei das Einzige, was man für sie tun könne. Oder es erschien ein Patient, der nach einer Ventrikelaneurysma-Operation ein Rezidiv-Aneurysma entwickelt hatte, welches durch die Thoraxwand quasi nach außen drängte und als pulsierende blaue Beule tastbar war. Unglaublich war das. Ein solcher Fall konnte dann verhältnismäßig einfach operiert werden, indem man den Patienten durch die Leistengefäße an die Herz-Lungen-Maschine nahm und mit einer Hautinzision über dieser Beule direkt im Innern der linken Kammer endete. Die Behandlung all dieser Patienten war nicht über eine Krankenversicherung abgedeckt, sondern erfolgte dann über einen bundesrepublikanischen Fonds. In Köln gab es vom Bundesgesundheitsministerium eine Stelle, die wir kontaktieren konnten, über die dann die Patienten aus der DDR registriert und finanziert wurden.

In der DDR hatte man wohl fälschlicherweise verbreitet, bei uns als einer »Privatklinik« könnten Patienten nur gegen hohe Geldsummen behandelt werden. So saßen eines Tages vor mir schon etwas ältere Eltern aus Dresden, ihre zwölfjährige Tochter hatte einen komplexen angeborenen Herzfehler, und ich beriet sie über die Operation. Da sagte der Vater mit bewegter Stimme: »Aber ich muss Ihnen sagen, wir können das nicht bezahlen, wir besitzen nichts!« Wenn ich daran denke, spüre ich immer noch einen Kloß im Hals. Natürlich wurden alle Kosten für die Patienten aus der DDR von der Bundesregierung übernommen.

Nach der Wende und der Einheit war damit zu rechnen, dass der Bedarf an Herzoperationen enorm ansteigen oder evident werden würde. Und so kam es auch, da sprossen vor allem die kardiologischen diagnostischen Einrichtungen aus dem Boden, mehr und mehr Katheterlabore, die vorher tatsächlich ein großer Engpass gewesen waren. Immer mehr operationsbedürftige Patienten wurden diagnostiziert, und um dem nachzukommen, kam es auch bei uns eine Zeit lang zu Wartezeiten bis zu einem Jahr. In einer Sitzung im Januar 1994 bei der AOK in Berlin nahm auch der Gesundheitsstaatssekretär Detlef Affeld aus dem Land Brandenburg teil. Er attackierte mich aufs Schärfste, meinte, ich solle mich doch gefälligst bei meinen Aktivitäten im Herzzentrum auf Berlin, das Umfeld und Brandenburg konzentrieren und keine regulären Patienten mehr aus den übrigen Bundesländern, vor allem nicht aus dem Westen, akzeptieren.

Unter diesem Eindruck – er hatte ja irgendwie nicht ganz unrecht – trafen wir sehr schnell Vorkehrungen, auch personelle Vorkehrungen, sodass wir die Kapazität von 2500 Maschinenoperationen auf 3500 jährlich erhöhen konnten. Das gelang durch eine Reihe von Maßnahmen, etwa indem wir eine intermediäre Pflegestation zu einer Intensivbettenstation ausbauten, am Samstag einen Ganztags-OP-Dienst einführten und jeden Tag einen zusätzlichen geplanten Spätfall behandelten, bei dem wir erst am Spätnachmittag oder Abend zu operieren anfingen. Dadurch gelang es uns, die Kapazität erheblich zu steigern, und wir schafften jährlich zwischen 3000 und 4000 Eingriffe.

Aber es mussten die Ärzte motiviert werden, am Samstag und in der Woche abends zu arbeiten. Dies wurde im Dienstplan berücksichtigt. Führte ein Chirurg eine OP durch, war sein Tun auf herkömmliche Weise mit seinem Gehalt abgegolten. Es ging uns aber darum, das Engagement des Operateurs zu belohnen, und so arbeitete ich zusammen mit dem Verwaltungsdirektor des Herzzentrums einen Katalog aus, wonach ein Chirurg pro Eingriff – je nach Schweregrad – 100 D-Mark oder 200 D-Mark zusätzlich erhielt. Und da wir uns in einer ausgezeichneten wirtschaftlichen Lage befanden, konnten wir das so handhaben, ohne in finanzielle Schwierigkeiten zu geraten. Als wir dann jeden Monat ein Team nach Sarajevo schickten (dazu später mehr), um dort zu operieren, bekamen die jeweiligen Chirurgen ebenfalls einen gewissen Bonus für jeden Eingriff, den sie dort machten.

Schon früh, im Jahr 1991, meldete sich bei mir in Berlin eine Delegation aus Cottbus, sie bestand aus dem CDU-Oberbürgermeister der Stadt, Waldemar Kleinschmidt, der erste hier demokratisch gewählte Bürgermeister nach dem Ende der DDR, ein sehr umtriebiger Mann, und seiner Gesundheitsreferentin.

»Was halten Sie davon«, fragte Kleinschmidt direkt, nachdem wir uns begrüßt und den üblichen Small Talk beendet hatten, »wenn wir in Cottbus eine Herzchirurgie aufmachen. Würden Sie uns dabei helfen?«

Der Bürgermeister hatte gefürchtet, ich würde mit einem Nein reagieren – hinterher hatte er mir erzählt, dass er diese Sorge gehabt hätte. Cottbus galt als eine Gegend, die man zu DDR-Zeiten ein wenig vernachlässigt hatte. Befahl man einem Arzt in der Charité: »Du gehst nach Cottbus«, so war das als Strafe gedacht. Cottbus stand für »im Nirgendwo, jottwede an der polnischen Grenze«. Doch zu seiner Erleichterung antwortete ich: »Ich finde die Idee gut und würde Sie gern dabei unterstützen.« Meiner Meinung war es wichtig, die Unterversorgung in den neuen Bundesländern zu beenden, insbesondere in »Jottwede«-Regionen.

Es wurde ein Investor gefunden, ein Mann von der CDU im

Abgeordnetenhaus in Berlin, der als Unternehmer tätig war und sich um die Finanzierung eines Herzzentrums in Cottbus kümmerte. Auch wurde eine Stelle für einen Chefarzt ausgeschrieben, und einer meiner Oberärzte, Arnulf Schiessler, der früher unter Bücherl gearbeitet hatte, wurde dort Chefarzt. 1995 begann man damit, Eingriffe zu machen, zunächst in einem Container, parallel dazu wurde das neue Herzzentrum gebaut, bis es schließlich 1998 eingeweiht werden konnte, in Anwesenheit von Horst Seehofer, der damals Bundesgesundheitsminister war. Ein schönes, kleines Zentrum mit einer modernen Konstruktion, sehr hohen Räumen, großen Fenstern und viel Licht auf der Intensivstation. Alles war luftig und mit besten Geräten ausgestattet, doch inzwischen hatte man sich von dem Chefarzt getrennt, sodass keine vernünftigen Operationen mehr durchgeführt werden konnten. Hinzu kam, dass der ursprüngliche Investor abgesprungen war und sich ins Ausland abgesetzt hatte. Ein Bankenkonsortium aus der Schweiz hatte das Herzzentrum dann übernommen, danach die Caritas Trier, und deren Repräsentanten tauchten eines Tages 1998 bei mir auf und wollten gern Chirurgen von mir ausleihen.

Zusammen saßen wir um einen Tisch, unser Verwaltungsdirektor war mit dabei sowie unser leitender Anästhesist, und wir überlegten hin und her, was zu machen sei. Schließlich kamen wir darin überein, dass wir, das Herzzentrum Berlin, die ärztliche Leitung in Cottbus übernehmen könnten, mit einem Vertrag, der besagte, dass wir die Leute einstellen und gegebenenfalls auch austauschen, wenn sie keine Lust mehr hatten, dort zu arbeiten. Und so fingen wir neu an, ich entschied mich für einen Oberarzt, der einst in der Charité gearbeitet hatte, immerhin war er mit der Ost-Mentalität und den Ost-Gepflogenheiten vertraut. Als ich Dr. Joachim-Michael Knörig fragte, ob er Lust hätte, für ein Jahr nach Cottbus zu gehen (daraus wurden dann bis zu seinem Ruhestand insgesamt elf Jahre), sagte er ohne Umschweife zu, fasste es nicht als Strafversetzung auf. Mit großem Engagement zog Knörig das Herzzentrum Cottbus hoch und legte sich richtig ins Zeug. Ich übernahm die Funktion des ärztlichen Direktors und fuhr einmal in der Woche, immer donnerstags morgens um fünf, mit unserem Anästhesisten über die Autobahn nach Cottbus, insgesamt 170 Kilometer, dazu brauchten wir knapp zwei Stunden, über den ehemaligen Checkpoint Dreilinden und um den Berliner Ring herum. Der Anästhesist fuhr gern Auto, was für mich sehr angenehm war. So konnte ich aus dem Fenster schauen, nachdenken, schlafen. An diesen Donnerstagen machten wir ein, zwei größere und kompliziertere Eingriffe, regelten alles, was zu regeln war, anschließend fuhren wir wieder nach Hause. Und: Zwei Kliniken zu leiten, das ging nur, weil ich großartige und tüchtige Mitarbeiter hatte.

Um 2002 lief die Klinik in Cottbus gut, mit rund 1200 Operationen im Jahr. Irgendwann kaufte die Sana Kliniken AG das Herzzentrum Cottbus auf. Ich dachte: Ob die wohl noch unseren Personalgestellungsvertrag weiterführen werden? Ich ging nicht davon aus, aber dem war so. Der Vertrag wurde beibehalten, und bis 2018 hatte ich dort noch die Funktion als ärztlicher Direktor inne, länger als in Berlin. Das Herzzentrum Cottbus hatte sich zu einem wichtigen Platz für Sana entwickelt, mit einer guten Patientenbetreuung und einer hochmodernen Medizintechnik.

In den Neunzigerjahren gab es dann nicht nur in den neuen Bundesländern eine Gründungswelle von Herzzentren, sondern auch in der alten Bundesrepublik, wo ja ebenfalls ein erheblicher Nachholbedarf bestand, so in Baden-Württemberg. Eines Tages meldeten sich bei mir zwei Herren, die eine Herzklinik in Lahr in Baden eröffnen wollten. Dort war der Standort einer großen kanadischen Garnison mit einem recht neuen

Krankenhaus. Da sollte nun die Herzklinik einziehen und man suchte einen Chefarzt. Man wollte zunächst mich, aber ich saß da in meinem »Schloss« in meiner Lieblingsstadt und ich schaute durch die beiden offenen Türen meiner Sekretariatsflucht, wo am Eingangstresen einer meiner Oberärzte, PD Dr. Jürgen Ennker, lehnte, und ich sagte: »Aber den da können Sie haben.« Die Herren waren sofort hellwach, ich stellte Herrn Ennker vor, alle gingen in sein Dienstzimmer, und die Sache war perfekt. Ennker baute dann in Lahr eine sehr erfolgreiche Herzchirurgie auf, wofür er aus meiner Klinik noch sechsunddreißig (!) Mitarbeiter aller Berufsklassen mitnahm. Dies musste ich dann doch begrenzen. Das war einer unserer zahlreichen Ableger.

Keiner hatte zu unserer Anfangszeit im Herzzentrum Berlin wirklich geglaubt, dass wir die OP-Zahlen, die ursprünglich geplant waren, auch wirklich erreichen würden. Folglich hatten die Architekten beim Bau auch keinen großen Wert darauf gelegt, eine entsprechend hohe Anzahl von Bettenstationen vorzusehen. Es gab zwar sechs Operationssäle, auch dreißig Intensivbetten, aber die Normalbetten waren viel zu knapp bemessen, gerade nach dem Mauerfall. Das brachte es mit sich, dass wir Operierte nach dem Eingriff immer in andere Berliner Krankenhäuser verlegen mussten, und zwar schon wenige Tagen nach der OP. Mir behagte das gar nicht. Jedes Mal, wenn ich daran dachte, stieg ein mulmiges Gefühl in mir auf, es konnte ja etwas passieren, Komplikationen auftauchen, und holterdiepolter war der Patient wieder bei uns. Aber so sehr mich das beunruhigte, es ließ sich in diesem Augenblick gar nicht anders machen.

Weil mich das Problem jedoch nicht losließ, verfiel ich auf die Idee, ein Krankenhaus anzumieten. Im Westend gab es eines, das aus der Zeit vor dem Ersten Weltkrieg stammte, das

Paulinenkrankenhaus, 1914 wurde es in ein Lazarett umgewandelt, danach wieder in ein ziviles Krankenhaus, genauer gesagt in ein Werkskrankenhaus der Firma Siemens, gedacht für die Mitarbeiter und Familienangehörigen des Unternehmens. Es gab dort eine Chirurgie und eine Innere Medizin, also eine Art Kiezkrankenhaus. Ich nahm mit der Verwaltung des Hauses Kontakt auf, und wir haben erreicht, dass wir zunächst eine und später zwei Stationen mit unseren Patienten belegen konnten. So wurden sie nicht mehr verstreut untergebracht, das war schon mal ein Fortschritt.

Eines Tages Anfang der Neunzigerjahre ging ich mit meinem Sohn Anton im Westend spazieren, wo wir auch wohnten, im britischen Sektor, und die Engländer hatten hier eine Infrastruktur mit Krankenhaus, Kirche und Highschool in der Nähe des Olympiastadions errichtet. Als wir in den Dickensweg einbogen, kamen wir auch am Krankenhaus vorbei, dem 1967 eröffneten British Military Hospital (BMH). Der Abzug der Alliierten stand in nächster Zeit bevor, und ich dachte: Was machen die mit der Klinik, wenn die Truppen der Engländer demnächst weg sind? Schon auf dem Heimweg reifte in mir ein Plan. Zu Hause angekommen, eilte ich zum Telefon und rief den Staatssekretär Detlef Orwat des Gesundheitssenators an:

»Sagen Sie mal, was haben Sie eigentlich mit dem BMH vor, es ist ja noch verhältnismäßig neu? Das könnten Sie doch uns geben, oder?

»Sie, Herr Hetzer«, erwiderte er unverzüglich und streng. »Sie kriegen wohl nie genug.«

Rundweg lehnte er meine, wie ich fand, grandiose Idee ab, doch sie schien sich in ihm festgesetzt zu haben, denn ein, zwei Jahre später, als die alliierten Truppen endgültig 1994 Berlin verließen, unterbreitete er mir den Vorschlag: Wie wäre es, wenn das Paulinenkrankenhaus in der Eschenallee seinen Standort aufgibt und es in das British Military Hospital umzieht, sozusagen als neues Paulinenkrankenhaus, welches dann aber nur noch die Aufgabe der Nachsorge von Herzoperierten hätte. Damals, nach der Wende, hatte man überall in der Stadt Krankenhäuser eliminieren wollen, und der Staatssekretär hätte dies mit seinem Ansinnen erreicht. Das alte Paulinenkrankenhaus wäre dann aufgelöst und verschwunden, zugleich hätte man eine Zweckbestimmung für das relativ neue BMH gefunden. Außerdem hätte er mit dieser Maßnahme unseren Drang nach mehr Betten befriedigt.

Gegen diesen Vorschlag – eindrücklich als von ihm akzentuiert – war nichts einzuwenden. Überhaupt nichts. Und so wurde das neue Paulinenkrankenhaus im Dickensweg zu unserer Dependance um- und ausgebaut, mit immerhin 150 Betten und zehn Intensivbetten. Weiterhin erreichte ich, dass dort auch zwei OP-Säle eingerichtet wurden, was einige Kämpfe mit den Behörden erfordert hatte, auch mit den Krankenkassen, die befürchteten, ich würde damit eine Ausweitung der Kapazitäten beabsichtigen. Aber ich argumentierte dagegen, meinte, bei frisch operierten Herzpatienten könne jederzeit eine lebensbedrohliche Komplikation auftreten, da müsse man sofort operieren, und das sei nur in einem laufenden Betrieb möglich, nicht in einem Operationssaal, der dafür geöffnet werden muss. Man müsse dort also auch regelmäßig zwei, maximal drei Herzoperationen täglich durchführen, um das zu gewährleisten. Zähneknirschend wurde mir zugestimmt.

Für mich war das neue Paulinenkrankenhaus natürlich eine hervorragende Sache, denn so konnte ich die Anzahl der Patienten, insbesondere der aus dem Ausland und der privat Versicherten, tatsächlich erheblich steigern. Denn gerade diese Klientel konnten wir nun perfekt unterbringen, denn in der obersten Etage der Klinik richteten wir eine Luxusstation ein, mit Sicherheitszonen sowie einer direkten Verbindung zum Landeskriminalamt und zum Überfallkommando, falls etwas passieren, falls es zu einem Attentat kommen sollte. Zum Glück blieb das nur eine Sicherheitsmaßnahme, nie mussten wir Eindringlinge zurückhalten oder das Überfallkommando rufen.

Das Paulinenkrankenhaus war nun eng mit dem Herzzentrum verbunden und ständig belegt, auch stark frequentiert, und es wurde ein Schwerpunkt für Patienten mit künstlichen Herzsystemen, sogenannten Ventricular Assist Devices. Wenn ich heute den Dickensweg entlangspaziere, laufen immer noch viele Patienten mit Unterstützungspumpen um das Krankenhaus herum.

Aber weil wir uns in diesem Klinikum auf künstliche Herzunterstützungssysteme und Patienten vor und nach Herztransplantationen konzentriert hatten, wurde schnell klar, dass wir mehr als unsere zehn Intensivbetten benötigten. Ein weiteres Mal wurde ein Anklopfen beim Gesundheitssenator notwendig, inzwischen war es eine Gesundheitssenatorin, und zwar Katrin Lompscher von der Linken.

»Wir brauchen mehr Intensivkapazitäten«, schilderte ich ihr mein Problem.

Wach und freundlich schaute sie mich an. »Wie viele wollen Sie denn haben?«, fragte sie.

Damit hatte ich gar nicht gerechnet. Ich hatte mich auf ein langes Gespräch eingestellt, inzwischen war ich darin geübt. Ich war nicht nur Arzt, ich war ein politisch denkender Arzt geworden.

»20 Betten mehr, das wäre eine große Hilfe«, sagte ich.

»Okay, können Sie haben.«

Damit war die Unterredung beendet. Ich verließ das Gebäude, draußen auf der Straße rief ich sofort meinen früheren Oberarzt Manfred Hummel an, der inzwischen internistischer Chef des Paulinenkrankenhauses war.

»Halten Sie sich fest, jetzt haben Sie 30 Intensivbetten.«

»Dann habe ich ja die größte internistische Intensivstation Deutschlands«, erwiderte er, als er die freudige Botschaft vernahm. »Ein kleiner Edelstein.«

9 *Hilfe für Nordkorea und Sarajevo*

Jeden Morgen hatten wir eine Besprechung auf der Intensivstation des Herzzentrums, auf der alle Fälle vorgestellt und diskutiert wurden, sämtliche Verläufe, es war eine zentrale Veranstaltung der Klinik. Eines Tages im Jahr 1997 tauchten zum ersten Mal Ärzte aus Nordkorea in dieser Runde auf. Wie sie den Weg zu uns gefunden hatten, weiß ich nicht mehr genau. Damals unterhielt die Bundesrepublik noch keine offiziellen diplomatischen Beziehungen zur Demokratischen Volksrepublik, die wurden erst 2001 aufgenommen. In Berlin gab es nur ein Büro, das die Aufgabe hatte, die Interessen Nordkoreas wahrzunehmen. Vielleicht war es über dieses Büro gelaufen, jedenfalls erschienen fortan jeden Tag sieben oder acht nordkoreanische Ärzte bei uns in der Klinik, gebracht von einem Führungsoffizier, der sie abends wieder einsammelte und mitnahm. Wie sich herausstellte, waren einige von diesen Ärzten exzellent ausgebildet, und diese stellten wir regulär ein, bis zu vier Jahren, danach erhielten sie die Weisung: »Jetzt müsst ihr zurück! Die Heimat ruft«, und natürlich auch die Familie, denn diese musste immer in Nordkorea bleiben. Frauen und Kinder waren eine Garantie, dass der Arzt wieder zurückkehrte.

Die Beziehungen hatten sich über die Jahre intensiviert, sodass ständig Ärzte aus Nordkorea bei uns arbeiteten, und eines Tages im Jahr 2006 kam Si Hong Ri, Sekretär der nordkoreanischen Botschaft in Berlin, zu mir und meinte, er hätte zwei Patienten aus seinem Land, die würden von dort anreisen, und er würde sich sehr freuen, wenn ich sie operierte. Ein ungewöhnliches Ansinnen, aber nichts sprach dagegen.

»Was sind das für Patienten?«, fragte ich nach. Ich wollte gern nähere Informationen haben.

»Das kann ich nicht sagen«, erklärte Herr Ri.

Er sagte es so strikt, dass ich wusste, es war sinnlos, ihn weiter zu bedrängen. Nun gut, dann klang es eben geheimnisvoll, aber in Verbindung mit Nordkorea konnte ich kaum etwas anderes erwarten.

Der erste dieser beiden eingeflogenen Patienten war ein hochgewachsener und zurückhaltender Mann, später stellte sich heraus, dass er Nordkoreas Eisenbahnminister war. Er hatte ein ausgeprägtes Aortenaneurysma in der Nähe des Herzens an der aufsteigenden Hauptschlagader, und zusätzlich einen Herzklappenfehler. Als ich den Minister operierte, ersetzte ich diese Aortenklappe durch eine künstliche mit anhängender Aortenprothese, einer sogenannten Composite-Prothese. Der Eingriff verlief recht gut, nur konnte ich mit dem Mann kein einziges Wort wechseln, das war nur über einen Dolmetscher möglich.

Aber wo blieb der zweite Patient? Der Minister war allein erschienen. Als ich bei Herrn Ri nachfragte, hieß es, dieser hätte keine Einreisegenehmigung nach Deutschland bekommen. Ich dachte: Okay, so was kommt vor. Damit hatte sich für mich die Sache erledigt. Nach ein paar Monaten trat der Botschaftssekretär jedoch erneut an mich heran, nun mit einer recht ungewöhnlichen Bitte:

»Können Sie nicht nach Nordkorea fliegen und dort operieren?«

Im Stillen dachte ich: Der Mann, um den es geht, darf nicht nach Deutschland kommen, also soll ich nach Nordkorea reisen. Laut sagte ich: »Ich mach das schon, aber nur, wenn ich ein komplettes Team mitnehmen darf. Und das kostet Geld.«

»Mit welchem Budget müssten wir rechnen?«

Wir kalkulierten die Kosten, überschlugen, was wir verlangen müssten – es war nicht wenig –, um nicht ins Minus zu geraten, und schickten eine entsprechende Rechnung in die Glinkastraße, wo die nordkoreanische Botschaft residierte. Der Botschafter mag vielleicht ein bisschen geschluckt haben, aber schließlich bekamen wir grünes Licht: »Ja, wir bezahlen das.«

Auf nach Pjöngjang! Für unsere Reise in die nordkoreanische Hauptstadt packten wir eine Menge Material in separaten Koffern, dazu nahm ich einen chirurgischen Oberarzt mit, der mir bei der Operation helfen sollte, den Chef der Anästhesie, unseren leitenden Kardiotechniker, zwei Intensivärzte, einen Intensivpfleger, eine OP-Schwester und meinen persönlichen Assistenten Norbert Franz, der mit einer Chinesin verheiratet war, die mir beim Umgang mit den Nordkoreanern eine ungeahnt große Hilfe war. Es war ein Team von neun Leuten, und am 11. Mai 2007 ging es los. Von Berlin flogen wir nach Peking, wo wir in ein russisches Flugzeug, in eine Iljuschin, umstiegen, das der nordkoreanischen Fluggesellschaft Air Koryo gehörte. Damals flog dreimal die Woche eine Maschine von Pjöngjang nach Peking und zurück.

Während wir auf unseren Weiterflug warteten, dachte ich an meine erste Operationsreise, das war im Herbst 1985 gewesen, da arbeitete ich noch in Hannover. Die Chefin der Herzchirurgie in Danzig, Dr. Miroslava Narkievicz, hatte mich eingeladen und mich gebeten, mir ein paar Patienten anzuschauen und sie auch zu operieren. Der Kontakt war zustande gekommen, weil ich wegen meiner Frau öfter in Polen war, auch an Symposien in diesem Land teilgenommen hatte. 1983 hatte sich das Kriegsrecht gelockert, unter General Wojciech Jaruzelski war es im Dezember 1981 verhängt worden, um die Demokratiebewegung um die Gewerkschaft Solidarność zu zerschlagen. Fast zwei Jahre lang war Polen im Ausnahmezustand und abgeschottet. 1982 war ich von Hannover aus zu einem kardiologischen Kongress nach Moskau gefahren, sechsunddreißig

Stunden im Zug, im legendären Paris-Moskau-Express, der um drei Uhr morgens in Hannover hielt. Als der Zug dann durch Polen rollte, durfte kein Mensch den Zug verlassen oder in ihn einsteigen, und bei jedem Halt stand links und rechts vom Waggon ein Soldat mit aufgepflanztem Seitengewehr und passte auf, dass keiner rein- und rausging. Allein die Reise war ein Abenteuer. Ich wollte, nachdem ich in Hannover zugestiegen war, in mein reserviertes Abteil, aber hinter der Tür, die mir der Schlafwagenschaffner zuwies, fand ich eine Familie mit mindestens sieben Personen vor. Erst als ich ihm fünf D-Mark in die Hand gedrückt hatte, fand sich ein leeres Abteil.

Nach Beendigung des Kriegszustands hatten die Polen den Wunsch, wieder engere Verbindungen zum Westen aufzunehmen, auch von medizinischer Seite her. So gab es mehrere Symposien, zu denen ich eingeladen war, und im Rahmen einer dieser Symposien lernte ich ebenjene Chefin der Herzchirurgie in Danzig kennen, Dr. Narkievicz, die mich dann gebeten hatte, sie zu unterstützen. Ich stellte daraufhin ein Team von Ärzten, Pflegekräften und Kardiotechnikern zusammen und wir reisten durch die DDR nach Polen. Und weil wir wussten, dass die medizinische Versorgung in diesem Land nicht üppig war, hatten wir im Vorfeld zwei Lastwagen, die die Johanniter-Unfall-Hilfe in Hannover zur Verfügung gestellt hatte, mit Materialien vollgepackt und vorausgeschickt, es waren Einmalmaterialien für die Bestückung der Herz-Lungen-Maschinen, künstliche Herzklappen und viele andere Dinge. All dies hatten wir von Firmen regelrecht erbettelt, doch als wir in Danzig ankamen, war davon nur noch die Hälfte vorhanden.

Die Operationen fanden im alten Zentralkrankenhaus statt, das noch aus der deutschen Zeit stammte. Nicht alle Eingriffe, die wir bei den schwerstkranken Patienten durchführten, verliefen glücklich, jedoch die meisten. Dr. Narkievicz hatte uns ja nicht gebeten zu kommen, um leichte Fälle zu operieren.

Abends, nach der Arbeit, gab es täglich ausgedehnte Feiern mit reichlich Wodka. Gelegentlich unternahmen wir Ausflüge in die Kaschubei, ein unglaublich schönes Seen- und Waldgebiet südlich von Danzig, einige von den polnischen Chefärzten hatten hier ihre Datschen, eigentlich größere Landhäuser, und die sahen alle so aus, wie ich es mir Deutschland nicht hätte leisten können, wohl wissend, dass das offizielle Einkommen der polnischen Ärzte sehr mager war, auch wenn sie höhere Positionen bekleideten. Aber es gab noch ein inoffizielles Einkommen: Die Patienten mussten vor jedem Besuch, jedem Eingriff eine entsprechende Summe in einem Kuvert abliefern. So unzulässig eine derartige Bezahlung war, so sehr war sie im ganzen Ostblock verbreitet gewesen. Das konnte ich noch in Berlin feststellen, als Patienten aus diesen Ländern zur Behandlung zu mir kamen und als Allererstes einen Umschlag mit Scheinen auf den Tisch legten und mir zuschoben, was ich natürlich ablehnte.

Eine Woche lang operierten wir in Danzig, hauptsächlich angeborene Herzfehler bei Erwachsenen und Herzklappenfehler. Die Umstände und die ungewöhnliche Situation brachten nicht nur Polen und Deutsche zusammen, auch das mitgebrachte Team wuchs zusammen und machte hervorragende Arbeit. Eine Erfahrung, die mich dazu brachte, solche Aufträge auch später immer wieder anzunehmen.

In Polen wie in allen sozialistischen Staaten existierten Regierungskrankenhäuser, die speziell für die Nomenklatura gedacht waren, also reserviert für die Politgrößen. Ein solches Haus fand sich ebenso in der DDR, anfangs war es in der Scharnhorststraße 36, dort, wo heute das Wirtschaftsministerium der Bundesrepublik angesiedelt ist. Im Kaiserreich bis Ende des Zweiten Weltkriegs diente das Gebäude als Ausbildungsstätte für Militärärzte. Danach benutzte die Rote Armee die einstige Kaiser-Wilhelms-Akademie als Lazarett, nach Gründung der

DDR wurde es zum Regierungskrankenhaus umgebaut – doch nach dem Mauerbau fand man, dass es zu nah an der Grenze zu West-Berlin lag, es entstand deshalb viel weiter entfernt von der Mauer die »Spezialklinik« in Berlin-Buch, vorbehalten nur den allerhöchsten Funktionären. Buch war das Regierungskrankenhaus Nr. 1, die Klinik in der Scharnhorststraße wurde zum Regierungskrankenhaus Nr. 2, zum Diplomaten-Krankenhaus für die in der DDR akkreditierten ausländischen Mitarbeiter dieser Niederlassungen. Hier wurden auch SED-Ruheständler und bestimmte Kulturschaffende behandelt.

In Danzig – überhaupt in Polen – war die Ausstattung zwar funktionell ausreichend, doch bei anspruchsvolleren Operationen kam man rasch an Grenzen. Eine Kinderchirurgie war nicht möglich, dafür waren die Voraussetzungen nicht gegeben; auch keine Transplantationen. Als EU-Staat hat Polen enorm aufgeholt, in Krakau entstand die größte Herzchirurgie in Polen, ein ungemein gutes Klinikum, das durch Papst Johannes Paul II. finanziert wurde, mit ungefähr 2000 Maschinen-OPs im Jahr.

Die Jugoslawienkriege hatten viele Ärzte aus Bosnien und Herzegowina zu Flüchtlingen gemacht. Einer davon war ein Thoraxchirurg aus Mostar, der mit seiner Familie in einem Flüchtlingslager in Berlin gelandet war. Sead Mulahasanovic meldete sich im Herzzentrum und wollte uns nur über die Schulter schauen, um zu sehen, was wir da machen und wie wir es machen, damit er, wie er sagte, »nicht ganz aus dem Geschäft kommt«. Er hatte Ahnung, das konnte ich schnell feststellen, und so ließ ich ihn assistieren und besorgte ihm ein Stipendium von der Landesärztekammer. Er wurde dann einer meiner Hauptstützen. Später ging er wieder zurück nach Mostar und eröffnete dort eine Klinik für Herzchirurgie. Auch mit Miralem Pasic, der aus Tusla stammte, arbeitete ich in all diesen Jahren eng zusammen, ein sehr guter Chirurg und Wissenschaftler.

Beide Ärzte sorgten letztlich dafür, dass im Jahr 2002 der Gesundheitsminister von Bosnien und Herzegowina, Željko Mišanovic uns besuchte. »Können Sie uns nicht beim Aufbau einer Herzchirurgie in Sarajevo helfen?«, fragte er ohne Umschweife. Es sollte im Rahmen eines europäischen Projekts entstehen, es gab einen ausreichenden Fonds, der für humanitäre Zwecke gedacht war und bei der Finanzierung half. Doch um eine Entscheidung zu treffen, flog ich erst einmal nach Sarajevo, um mir ein Bild vor Ort zu machen. Ich sah eine schwer beschädigte Stadt, an zahlreichen Häusern fanden sich immer noch Spuren von Granatbeschuss, viele Hotels hatten keine Fenster. 1425 Tage hatte die Belagerung Sarajevos gedauert, länger als die Blockade Leningrads durch die Deutschen, länger als jede Einkesselung einer Stadt im 20. Jahrhundert. Dennoch: So schlimm hatte ich es mir nicht vorgestellt, Hilfe war dringend nötig.

Fortan schickten wir jeden Monat ein Team aus unserem Herzzentrum nach Sarajevo, das aus einem Chirurgen, einem Anästhesisten sowie einem Kardiotechniker bestand (später waren es nur noch Anästhesist und Chirurg), das dort für zehn, zwölf Tage operierte. Zugleich bildeten wir auch Ärzte mit entsprechender Vorbildung aus dieser Region bei uns in Berlin aus. Nach ein paar Jahren kehrten sie dann zurück in ihre Heimat. Aber wir waren nicht nur als Ärzte gefordert, die technische Verwaltung des Herzzentrum plante und unterstützte den Neubau in Sarajevo. Anderen Ländern, die an uns herantraten und um Hilfe baten, nannte ich immer Sarajevo als Beispiel. Dort hatten die Voraussetzungen gestimmt. Zum einen war politischer Wille vonseiten der lokalen Regierung vorhanden gewesen, sich für dieses Projekt einzusetzen, zum anderen standen hier die entsprechenden Geldmittel zur Verfügung. Wenn es gut laufen soll, braucht es dauerhaft Geld. Die Herzchirurgie ist eine teure Form der Medizin, jeder Patient ist ein Intensivpatient; ebenso kostenintensiv sind die Operationen, ebenso das Personal, das ständig verfügbar sein muss.

Sead Mulahasanovic und Miralem Pasic halfen uns mit ihren lokalen Kenntnissen, die notwendig waren, um mit den dortigen Verhältnissen klarzukommen. Sonst hätten wir sicher in vielen Situationen nur konsterniert dagestanden, hätten nicht gewusst, wie mit den verschiedenen ethnischen Gruppen umzugehen war.

Ich selbst war häufig in Sarajevo gewesen, einer Stadt, orientalisch mit vielen Minaretten, Basaren und Restaurants, die interessante und vielfältige Speisen anboten. Einmal war ich auch in Mostar gewesen, im Süden des Landes, Sead Mulahasanovics Heimat. Ich ging über die Stari Most, jene Brücke, die den Fluss Neretva überspannt und die 1993 im Bosnienkrieg von den Serben zerstört und zum Einsturz gebracht worden war. Inzwischen war die spektakuläre Brücke, ein Symbol für Ost und West, Christentum und Islam, wiedererrichtet worden. Man sagte mir, einst hätten Katholiken und Orthodoxe, Juden und Muslime alle friedlich nebeneinander gelebt, in einer Straße mehr von denen, in einer anderen mehr von jenen, und sie hätten sich lange Zeit nichts getan, solange Josip Tito an der Macht war. Doch als der starb, fing der Nationalismus an, und es zerbrach dieses Jugoslawien, in Bosnien hatte sich das besonders fatal ausgewirkt. Es hatte eine Reihe von nationalistischen Einflüssen gegeben, jede Gruppierung verbohrte sich in eine eigene Ideologie, und in dem Bürgerkrieg hatten sie sich dann gegenseitig bekämpft und umgebracht. Dass so etwas in den Neunzigerjahren in der Mitte Europas geschehen konnte, das war mir bei meinem Spaziergang durch Mostar noch immer unbegreiflich. Was sagte das über die Mentalität der Menschen aus? Von einem Tag auf den anderen waren mehr oder weniger Verständnis und Freundschaft zu tödlicher Feindschaft ausgeartet. Eigentlich unvorstellbar. Unser Einsatz dort war richtig und wichtig gewesen, doch ich mache mir heute keine Illusionen. Bosnien und Herzegowina ist nach wie vor nicht zur Ruhe gekommen. Vielleicht gelingt es mithilfe der EU. Aber das sei dahingestellt.

Mit diesen Gedanken landeten wir in Pjöngjang auf dem Flughafen Sunan. An den Komfort einer Iljuschin hatten wir uns erst gewöhnen müssen, an die harten Bänke, den Krach durch die lauten Maschinen und das etwas ruppige Aufsetzen auf dem Rollfeld. Aber wir waren sicher angekommen. Nach unserem Ausstieg wurden wir in ein spezielles Flughafengebäude geführt, das nur für Ausländer oder Staatsgäste reserviert war. Als sämtliche Pässe und sonstige Dokumente eingehend geprüft waren, steckte man uns in Autos. Diese fuhren, wie wir es uns nach dem anstrengenden Flug erhofft hatten, aber nicht auf geradem Weg zu unserer Unterkunft. Als Erstes ging es zu einem Denkmal von Kim Il-sung, dem »Ewigen Präsidenten« und Vater des damaligen Machthabers Kim Jong-il, ihm mussten wir unsere Reverenz erweisen. Also nur dem Denkmal. Dann wurden wir endlich in ein Gästehaus der Regierung gebracht, das etwas außerhalb der Hauptstadt lag, umgeben von einem weitläufigen, umzäunten Park, an jeder Ecke stand ein Soldat. Meine Leute sagten, als sie das Anwesen sahen: »Na, da sind wir ja in einem Gefängnis gelandet.«

Vor unserer Abreise hatte ich das Außenministerium, das Auswärtige Amt, darüber informiert, dass wir nach Pjöngjang fliegen. Auch hatte ich mir die Adresse sowie die Telefonnummer der deutschen Botschaft in Nordkorea geben lassen. Was sich als naiv herausstellte, denn um mit der deutschen Botschaft Kontakt aufzunehmen, hätte es eines Telefons bedurft, und ein solches gab es nirgends. Ich hatte zwar einen Apparat in meinem Zimmer, das so groß wie eine Halle war, es stand auf einem riesigen Schreibtisch, aber von dort konnte ich nur mit der Intensivstation und mit meiner Frau in Berlin telefonieren. Das waren die einzigen beiden Verbindungen. Unerlaubterweise hatten wir ein Space-Handy mitgenommen, das wir eigentlich am Flughafen hätten abgeben müssen. Aber wir schmuggelten es ins Land, es gab uns ein gutes Gefühl. Sollte irgendwas Schlimmes passieren, hätten wir zumindest darüber jemanden erreichen können, denn es war klar, dass wir einen Menschen hierzulande nicht so einfach ansprechen und um Hilfe bitten konnten, das war nicht möglich. Das Space-Handy war unser Rettungsanker, den wir glücklicherweise nicht brauchten.

Ausruhen war nicht angesagt, kurz nach unserer Ankunft im Gästehaus wurden wir in das Rot-Kreuz-Krankenhaus im Zentrum von Pjöngjang gebracht, noch immer wusste ich nicht, wen ich operieren sollte. Interessant war dabei, wie hier die »klassenlose« Gesellschaft funktionierte. Mir hatte man einen großen Mercedes, Baujahr 1986, bereitgestellt, die nächste Riege der Ärzte wurde in eine Volkswagenlimousine verfrachtet, und der Rest, also das Pflegepersonal, folgte in einem VW-Bus hinterher. Von wegen »klassenlos«.

Es war gespenstisch, durch Pjöngjang zu fahren, überall sahen wir vereinzelte große Lastwagen oder Autos, die offenbar der Regierung gehörten, keine Privat-Pkws. Trotzdem stand an jeder Kreuzung eine Politesse, die mit dramatischen Gesten den Verkehr dirigierte, der gar nicht existent war.

Das Krankenhaus war schlicht, die Einrichtung aber auf dem neusten Stand, wir konnten Großgeräte von Siemens ausmachen, darunter Kernspintomografen. Alles war vorhanden, aber wir sahen keinen einzigen Menschen. Normalerweise laufen in einem Krankenhaus Patienten herum, hier nicht. Und das seltsame Prinzip der klassenlosen Gesellschaft wurde auch hier fortgesetzt, mir wies man einen eigenen Raum zu, die zweite Garnitur bekam einen und die dritte ebenfalls.

Die nordkoreanischen Krankenschwestern, die uns zugeteilt wurden, waren allesamt hervorragend ausgebildet. Ich hatte an meiner Seite eine OP-Schwester, die zwar kein Wort in einer von mir gesprochenen Sprache beherrschte oder verstand, aber sie passte so genau auf, dass sie mir immer sofort das richtige Instrument gab – ohne dass sie wusste, was ich vorhatte. Sie hatte alles aus der Beobachtung abgeleitet. Auch die medizinischen Daten der Patienten waren einwandfrei: klare Fälle für eine Operation. Und nun wurde uns klar, dass es nicht um einen Patienten ging, sondern um mehrere.

Drei von den vier Patienten, die wir operierten, waren Männer mit koronarer Herzkrankheit, sie brauchten Bypässe. Die vierte Person war eine Frau, wohl eine Krankenschwester, die eine Mitralklappenstenose hatte, eine Verengung der Mitralklappe, die sehr häufig bei rheumatischen Klappenfehlern auftritt. Der Gelenkrheumatismus, der zu dieser Herzkrankheit führt, ist in vielen asiatischen Ländern weit verbreitet. Ich hatte sogar angenommen, dass mehr solcher Fälle an uns herangetragen werden würden. Ausgelöst wurde die Krankheit durch eine Streptokokken-Infektion, sie war einst auf der ganzen Welt verbreitet, und erst mit der Einführung von Antibiotika konnte man die Krankheiten – zum Beispiel Scharlach oder Gelenkrheumatismus – von Grund auf kurieren. Als ich in die Herzchirurgie einstieg, gab es auch in Deutschland noch sehr viele Spätfolgen solcher Klappenfehler, völlig verkalkt war alles, gerade bei Leuten, die vor zehn, zwanzig Jahren einen Gelenkrheumatismus durchgemacht hatten. Mittlerweile sieht man dies aber nur noch sehr selten. Als ich einmal in den Jemen reiste, hatte man mich zu Operationen bei Kindern mit Klappenfehlern überredet. Dabei stellte ich fest, dass über 80 Prozent aller Fälle, die dort operiert wurden, rheumatische Klappenfehler waren. Nicht die Bypass-Operationen wie bei uns. In dem Krankenhaus in Sanaa gab es einen Militärarzt aus Jordanien, der von seiner Regierung in Jemens Hauptstadt geschickt worden war, um einzig und allein fünf, sechs Klappenoperationen am Tag durchzuführen. Zwischendurch rauchte er immer mal wieder eine Zigarette.

Zehn Tage lang war ich in Sanaa gewesen, ein Patient aus dieser Stadt, den ich einst bei uns im Herzzentrum operiert hatte, hatte mich eingeladen. Heute ist der Jemen das Armenhaus der Welt, damals war es noch nicht so schlimm gewesen. Der Patient hatte dafür gesorgt, dass wir die wunderschöne Stadt besichtigen und Ausflüge in die Umgebung unternehmen konnten, darunter Anwesen von Scheichs, die inzwischen sicher zerstört sind. Jener Patient, den ich schließlich über Jahre hinweg in Berlin behandelte, weil er gerne nach Deutschland kam, ist mittlerweile gestorben, die Familie zum Teil nach Kairo ausgewandert.

Die Lebensbedingungen im Jemen waren schon damals von Gegensätzen geprägt. Mein Patient, der sein Vermögen mit Öl und Petroleum gemacht hatte, mit Schiffsladungen und möglicherweise auch mit Schmuggel – was niemand so genau wusste, aber es sah ganz danach aus –, residierte in Sanaa in einem wunderschönen Haus, umgeben von einer mehr als zehn Meter hohen Mauer. In dieser Festung lebte er zusammen mit einer großen Familie, denn er hatte drei Frauen. Einer der älteren Söhne, der die Dinge für seinen Vater gemanagt hatte, sagte: »Ich denke, ich sollte meinem Vater noch eine vierte Frau, eine jüngere verschaffen, damit er wieder mehr Lebensfreude hat.«

Wir lernten die drei Ehefrauen kennen, die jeweils ihre Aufgaben hatten. Die erste und älteste Frau – sie war vielleicht

Ende sechzig – war schwer dement, sie konnte sich nicht mehr wirklich aktiv am Leben beteiligen. Die zweite, die in den Fünfzigern war, kümmerte sich hauptsächlich um das Essen, und die dritte, Anfang dreißig, mit noch kleinen Kindern, widmete ihre ganze Aufmerksamkeit ihrem Ehemann, etwa dass er regelmäßig seine Medikamente nahm. Es war ein friedliches und freundliches Miteinander, es schien mit den drei Frauen hier zu funktionieren. Die Familie war sehr anhänglich, die Söhne kontaktieren mich nach wie vor, kommen bei Problemen auch nach Berlin.

Den Innenminister des Jemen, einen meiner Patienten, traf ich an einem Abend in einem Restaurant, er kam in einer Limousine, gefolgt von einem Mannschaftswagen mit nicht wenigen Bodyguards. Er erzählte mir, dass sein ältester Sohn bei einem Attentat ums Leben gekommen sei. Ich hatte mich in einer anderen Welt befunden. So wie hier in Nordkorea.

Die Frau mit der Mitralstenose bekam eine Klappensprengung, eine Reparatur ihrer Herzklappe. Vor den Eingriffen versuchte ich ausführlich mit den jeweiligen Patienten zu sprechen, immer unter Zuhilfenahme eines Dolmetschers, unter anderem fragte ich: »Sind Sie denn mit der Operation einverstanden?« Die umstehenden Koreaner waren jedes Mal höchst erstaunt gewesen, dass ich eine solche Frage stellte. Sie waren es nicht gewohnt, dass der Arzt vom Patienten in Erfahrung bringen wollte, ob er mit dem Eingriff einverstanden sei. Er hatte einfach einverstanden zu sein.

Natürlich überlegte ich, ob unter den Operierten jener ominöse Patient war, der nicht nach Deutschland hatte reisen dürfen. Aber es war keiner darunter gewesen, der mir irgendwie auffällig erschienen war, keiner, der ein bestimmtes soziales Verhalten, eine eindeutige Körpersprache aufgewiesen hätte. Niemand mit einer ungewöhnlichen Bildung. Aber ich fragte auch nicht weiter nach, ich hätte nur eine ausweichende Antwort erhalten.

Abends saßen wir zusammen in unserem Gästehaus, bekamen hervorragendes Essen serviert, koreanische Küche mit zahlreichen Gängen, während die Leute auf dem Land wahrscheinlich hungerten.

Nach einer Woche flogen wir zurück, kamen aber im nächsten Frühjahr auf Wunsch der nordkoreanischen Botschaft mit einer ähnlich großen Mannschaft wieder. Dieses Mal gab es einen Patienten, bei dem ich den starken Verdacht hatte, dass der Mann unter besonderem Schutz der Regierung stand. Ein Intellektueller, der aber dennoch keine meiner Sprachen sprach, ich seine auch nicht. Als ich ihn operierte, tauchte eine größere Anzahl von offenbar bedeutenden Personen im Krankenhaus auf und schaute mir übers Tuch. Ein eindeutiges Zeichen, dass jemand auf dem Tisch lag, der offensichtlich von Bedeutung war.

Schon bei der ersten Reise hatte ich mich gefragt: Was Nordkorea mit diesen Aufenthalten unseres Teams bezwecken wollte, zumal wir zum größten Teil Menschen behandelten, die erkennbar nicht zur Nomenklatura gehörten? Immerhin kostete es eine Menge Geld, dass wir hier waren. Sosehr wir alle darüber nachdachten, uns fiel kein wirklicher Grund ein. Außer jenem: dass damit die Verbindung zur westlichen Welt demonstriert wurde. Machthaber Kim Jong-il hatte man zudem mehrere Monate nicht mehr in der Öffentlichkeit gesehen, und es wurde angenommen, dass er krank sei – eine französische Ärztegruppe kam ins Land und eben auch wir. Und vier Wochen nach unserer Abreise zeigte sich der Machthaber wieder im Fernsehen, als wenn nichts geschehen wäre. Weltweit verbreitete sich das Gerücht, wir hätten ihn operiert. In späteren Interviews musste ich immer wieder darauf bestehen, dass ich Kim Jong-il meines Wissens nach nicht unter meinem

Messer gehabt hätte. Ich wusste ja, wie er ausschaute, und keiner meiner Patienten hatte so ausgesehen.

Aber das Gerücht hielt sich hartnäckig. Es gab eine Notiz sowohl im *Time Magazine* als auch in der *New York Times*, darin hieß es, ein Team aus Berlin hätte ihn operiert. Die Japaner waren sogar extrem interessiert daran, mehr darüber zu erfahren. Als im Sommer 2007 der G8-Gipfel in Heiligendamm stattfand, waren dort mehrere japanische Fernsehteams anwesend, und nach dem Treffen der Regierungs- und Staatschefs an der Ostsee kamen auf der Rückfahrt nach Berlin, von wo aus sie sich auf den Heimweg machten, drei von ihnen bei mir vorbei. Sie wollten ein Interview, wobei es jedes Mal um die zentrale Frage ging: »Haben Sie Kim Jong-il operiert?« Ihr Interesse war, Näheres über den Gesundheitszustand des koreanischen Diktators zu erfahren. Für die Japaner war der nordkoreanische Machthaber die Inkarnation eines Feindes.

Wie wichtig es auch gewesen war, dass ich ein komplettes Team mitgenommen hatte, auf das ich mich verlassen konnte, zeigte sich daran, dass Nordkorea verschiedene namhafte Herzchirurgen aus Europa eingeladen hatte, um im Land zu operieren, doch alle alleine, und all ihre Patienten starben. Das war nicht weiter verwunderlich, denn die Kommunikation mit den Menschen, die nur Koreanisch sprachen und nichts anderes, war mehr als schwierig. Um auf der Intensivstation das Richtige zu veranlassen, war eine eigene Mannschaft eine gute Maßnahme gewesen.

Beim zweiten Aufenthalt, der wieder für eine Woche angesetzt war, wohnten wir nicht im Park, sondern verbrachten die Tage im alten Gästehaus mitten in der Stadt. Dieses Gebäude war zwar nicht so bombastisch wie die Residenz im Grünen, aber es war deutlich origineller. Mir wurde eine Suite zugewiesen, in der schon Erich Honecker oder Fidel Castro gewohnt hatten. Das fand ich beachtlich. Die Telefonmöglichkeiten waren identisch wie beim vorherigen Mal, und als ich am ersten Tag den Fernseher anschaltete, konnte ich noch CNN empfangen, doch nach drei Tagen waren sämtliche westlichen Sender abgeschaltet. Einzig zwei nordkoreanische Sender liefen über den Bildschirm, der eine brachte permanent Reportagen über die Fortschritte des Landes, in der Landwirtschaft und in der Industrie, der andere Dokumentationen über militärische Konflikte, den Krieg gegen Japan, gegen die Amerikaner im Bündnis mit China.

Wie auch bei der ersten Reise durften wir an einer Reihe von organisierten Ausflügen teilnehmen, so mussten wir in Mankeidai, dem Geburtsort des »Ewigen Präsidenten« Kim Il-sung, in der Nähe von Pjöngjang, das Haus besichtigen, in dem er geboren wurde – ein gelbes, einfaches Gebäude mit einem geschwungenen Reetdach. Hier, so wurde uns stolz erzählt, hätte der »Große Führer« auch seine Kindheit verbracht. Dann wieder fuhren wir in ein wunderschönes gebirgiges Gebiet mit einem Skihotel und besuchten ein großes Gebäude, das nichts weiter als die Staatsgeschenke an Kim Il-sung beherbergte, darunter eine gepanzerte Wolga-Limousine, ein Geschenk von Stalin. Reichlich Orden und Juwelen bekamen wir noch zu Gesicht, alles dazu da, um die große Bedeutung des »Great Leader« in der Welt zu demonstrieren. Die lustigste Ausfahrt war die an die Flussmündung des Taedong, zwei Lastwagen waren vorausgefahren, um ein Barbecue direkt am Strand für uns aufzubauen. Nachdem wir die gegrillten Speisen aufgegessen hatten, musste jeder ein Lied singen, abwechselnd einer aus unserem Team und einer aus dem der Koreaner. Diese waren sehr nett im Umgang und äußerst freundlich, wir lachten an diesem Abend viel. Bei dieser zweiten Reise legte man mir auch einen großen Orden an einer Schleife um den Hals, der so auffällig war, dass ich mich nie traute, ihn zu tragen. Im Gegensatz zum Grillabend wurde mir die Auszeichnung in einer extrem steifen Zeremonie verliehen, in Anwesenheit von uniformierten Würdenträgern, die mit steinernem Gesicht dastanden und zuhörten, was der Chef dieser angetretenen Truppe von sich gab, ebenfalls mit ausdrucksloser Miene.

Bei einer Stadtbesichtigung besuchte ich einen Turm, in dem auf verschiedenen Ebenen künstlerische Objekte ausgestellt waren, und ich erwarb mehrere Aquarelle, hauptsächlich von Tieren und Landschaften. Und just zu diesem Zeitpunkt fand das berühmte Arirang-Festival im Stadion Erster Mai statt, dieses gigantisch große Stadion in Pjöngjang war auf 150 000 Plätze ausgelegt. Wir schauten zu, als rund 40 000 Menschen auf einer Seite des Stadions Bilder in verschiedenen Farben darstellten. Ich fand das Arirang mit seinen präzisen Massenchoreografien besonders bezeichnend für Nordkorea. Es illustrierte, was die Philosophie des Staates war: Nicht der Einzelne spielt eine Rolle, sondern die Gesamtheit. Und Gesamtheit bedeutet, wenn die Menschen in einem vorgeformten Gleichklang agieren. Aus diesem Grund marschierten Sechsjährige in gleicher Uniform und in gleicher Formation die Straße entlang, dahinter folgten die Neunjährigen in anderen Uniformen, dann noch Ältere und schließlich die Soldaten. Alle in größeren Gemeinschaften. Das Sinnbild für Nordkorea. Der westliche Individualismus ist das absolute Gegenteil dazu.

Wir mussten auch die U-Bahn besichtigen, gebaut nach Moskauer Vorbild, mit wunderbaren Kunstwerken an jeder Station und Rolltreppen bis weit in die Erde hinunter. Man erklärte uns, das hätte man so gemacht, damit ihr unterirdisches Verkehrssystem einem Atomangriff standhalte. Eine Strecke wurde abgefahren, von einer zur nächsten Station, und als wir in den Waggon einstiegen, standen die Nordkoreaner, die in Türnähe saßen, geschlossen auf und gingen ans andere Ende des Abteils. Keiner wollte mit uns gesehen werden, man könnte für suspekt gehalten werden.

Wenige Monate nach unserer Rückkehr aus Pjöngjang nutzte ich unseren schönen Eingangsbereich im Herzzentrum als Ort für eine Kunstausstellung mit meinen aus Nordkorea mitgebrachten Aquarellen. Dazu lud ich den nordkoreanischen Botschafter in Berlin ein, der mit mehreren Frauen in überaus farbenreichen Plastikgewändern auch erschien. Dann aber kam das dicke Ende. Zwei Tage später las ich im *Tagesspiegel*, dass ich doch eine sehr merkwürdige Nähe zu diesem verbrecherischen Regime, zu diesem Schurkenstaat gezeigt hätte und dass man sich fragen müsste, ob das statthaft sei. Der Artikel führte dazu, dass sich in der Charité Studenten zusammentaten, die fragten, ob denn ein solcher Professor überhaupt tragbar sei. Ich gab daraufhin einem Journalisten der *Welt* ein Interview: »Was hätte man denn von mir erwartet? Dass ich in den Straßen von Pjöngjang für den Westen und die Menschenrechte demonstriere?« Ich war als Arzt dorthin gebeten worden, Menschen und Krankheiten sind überall gleich, auch die Patienten in Nordkorea benötigten Hilfe. Meine politische Meinung über andere Systeme ist als Mediziner nur bedingt entscheidend.

Der Stiftungsrat des Herzzentrums war jedoch so beeindruckt von den negativen Presseaktivitäten, dass sie mir rieten, nicht nochmals dorthin zu fliegen. Als ich im nächsten Jahr wieder eine Einladung nach Nordkorea erhielt, schickte ich einen Oberarzt hin. Auch der Besuch eines Berliner Politikers im Herzzentrum wurde wegen der Berichterstattung abgesagt. Er rief mich direkt an und meinte, ich würde es sicher verstehen, aber unter diesen Umständen könne er den geplanten Termin nicht wahrnehmen.

»Haben Sie etwas dagegen, wenn ich das meinen Mitarbeitern so sage?«, fragte ich nach.

»Nein, um Gottes willen, sagen Sie bloß nichts.«

Zwei Monate zuvor war noch eine große Ausstellung nordkoreanischer Kunst im Russischen Haus von allen Seiten gelobt worden, jetzt war es wohl unschicklich, mit Nordkorea, wenn auch nur indirekt in Verbindung gebracht zu werden.

Meine nordkoreanischen Beziehungen sind über die Jahre eingeschlafen. Aber für uns alle waren die Aufenthalte in Pjöngjang eine wertvolle Erfahrung, ich möchte sie jedenfalls nicht missen. Wir erlebten Kommunismus in Reinkultur, denn Nordkorea war nicht vergleichbar mit der einstigen Sowjetunion oder den Ostblockstaaten, noch am ehesten war es damals vergleichbar mit China. Sollte Nordkorea mal untergehen, wird es ein solches Land wohl nicht wieder geben.

10 *Kämpfe nach dem Mauerfall*

Hätte ich nur operieren müssen, wäre mein Leben einfacher gewesen. Doch versuchte man immer wieder, Einfluss auf unsere medizinische Einrichtung auszuüben, insbesondere die Charité machte uns das Leben schwer. Vor der Wende war ich ja ein großer Verfechter einer Zusammenarbeit mit dem Osten gewesen und war auch mit den Kollegen in der Charité in Kontakt getreten. Nach dem Mauerfall änderte sich das positive Verhältnis, stattdessen entwickelte sich eine starke Rivalität, die Charité wollte in uns den Feind sehen, der ihr das ganze Renommee wegnahm.

1990, in der Grauphase bis zur Wiedervereinigung, in der verschiedene Wege für die Zukunft gebahnt wurden, entbrannte ein Streit zwischen Charité und Herzzentrum über das ehemalige Regierungskrankenhaus direkt an der Invalidenstraße, wo einst die Mauer stand und heute das Bundeswirtschaftsministerium angesiedelt ist. Dieses neobarocke Gebäude war von demselben Architekten errichtet worden wie unser Herzzentrum, Ludwig Hoffmann, der viele Jahrzehnte das Amt des Stadtbaurats innehatte. Viele der Ärzte, die damals in dem Haus arbeiteten, sorgten sich darum, was wohl aus ihnen werden würde, und kamen zu mir. Ich redete mit ihnen, und irgendwann tauchte der Vorschlag auf, ob wir dort nicht eine herzchirurgische Dependance einrichten könnten (das war noch vor dem Paulinenkrankenhaus). In meinen Augen hätte das gepasst, weil wir einen großen Zustrom von Patienten aus der DDR erwarteten.

Also gingen wir dorthin und sahen uns die einstige militärärztliche Einrichtung an, tatsächlich gab es noch einen alten Tanzsaal in dem Haus, auch einen Fechtsaal und natürlich Operationssäle und eine Intensivstation. Das gefiel uns, und wir sagten, wir könnten es uns schon vorstellen, hier eine Filiale aufzumachen. Die Klinik lag nicht weit vom Herzzentrum entfernt, aber eben auf der Ostseite. Wir trafen dann alle Vorkehrungen, um dort anzufangen, schickten auch unseren Hygieniker mit der Bitte dorthin, sich alles genau anzuschauen, denn ich wollte sichergehen und kein hygienisches Desaster erleben. Der Mann kam zurück und sagte: »Das geht gar nicht, es ist unmöglich, in diesem Haus zu operieren.« Ich fand zwar, hier wurde eine übertriebene Vorsicht geäußert, denn man hatte auch vorher in dem Gebäude ohne auffällig große Infektionszahlen operiert, dennoch richtete ich mich nach der Einschätzung, obwohl ich schon Patienten vorbereitet hatte, die dort operiert werden sollten, und Teams zusammengestellt worden waren.

Der Charité, die direkt gegenüber vom Hoffmann-Gebäude angesiedelt ist, auf der anderen Straßenseite, gefielen unsere Pläne gar nicht. Man wehrte sich dagegen, dass wir in unmittelbarer Nähe quasi einen Standort aufbauen, zumal man selbst gedacht hatte, man könnte das Gebäude übernehmen. Am Ende bekam es keiner von uns, weil jene Immobilien, die dem Staat im Osten gehörten, nach der Vereinigung automatisch in den Besitz des Bundesfinanzministeriums in Bonn übergingen. Minister Theo Waigel hatte in weiser Voraussicht auf eine mögliche Regierungsfunktion in Berlin schon mal seine große Hand auf alle Regierungsimmobilien gelegt. Und damit war das Gebäude für uns passé. Die Pläne für eine Dependance waren damit gestorben, auch deshalb, weil ich auf meinen Hygieniker gehört hatte und die Zeit bis zur offiziellen Wiedervereinigung darüber hinweggegangen war.

Sukzessive erneuerte sich die Charité. Eine ganze Reihe von Professoren waren nicht mehr akzeptabel für die neue Zeit, da sie zu eng mit dem vorherigen Regime verknüpft waren, sie wurden meist durch West-Professoren ersetzt, die aus allen alten Bundesländern berufen wurden. Ein Gremium wurde eingerichtet, das die neue Philosophie der ehemaligen DDR-Charité bestimmen sollte. Der Chef der Chirurgie der Charité, Helmut Wolff, musste in der Folge gehen, die Klinik selbst wurde in mehrere Teile zerlegt. Mein Partner in der Herzchirurgie, Harry Warnke, galt ebenfalls als politisch belastet, weshalb er einen neuen West-Professor vor die Nase gesetzt bekam, Wolfgang Konertz. Konertz kannte ich gut, er gehörte zu den Menschen, die nicht zimperlich waren. Kollegen in Halle, wo er eine Zeit lang kommissarisch tätig gewesen war, sagten etwas hämisch: »Das ist der Chirurg, den die Charité verdient.« Technisch war er sehr versiert, aber im Umgang mit Kollegen und Patienten, auch im Umgang mit Politikern schwierig.

Unser Verhältnis war von Anfang an durch Konkurrenz bestimmt. Jedes Jahr im herbstlichen November gab es ein Wochenendtreffen der herzchirurgischen Chefärzte Deutschlands im Hotel Bachmaier in Rottach-Egern am Tegernsee. Als er mich sah, kam er auf mich zu und sagte: »Um es gleich klarzustellen, Sie können beides von mir haben, Kooperation oder Konfrontation, ganz wie Sie wollen.« Na ja, dachte ich, ich wusste ja, was ich im Rücken hatte, ein riesiges Herzzentrum und keine kleine Abteilung in der Charité.

Konertz begann nach seiner Berufung sofort damit, künstliche Herzpumpen zu implantieren und Herzen zu transplantieren, nach dem Motto: »Wir können das!« Dabei war mit dem Berliner Wissenschaftssenator Manfred Erhardt vorher vereinbart worden, dass die Herz- und Lungentransplantationen bei uns und die Leber- und Nierentransplantationen bei meinem allgemeinchirurgischen Kollegen im Virchow-Klinikum stattfinden sollten. Konertz überspannte schließlich den Bogen, er hatte einige unglückliche Patientenverläufe zu verantworten, darunter Todesfälle bei Kindern.

Diese Grauphase war sehr bewegend und anstrengend, ich saß in meinem Büro im Herzzentrum und dachte, dass ich keine politische Rückendeckung mehr hätte, alle würden nur nach Osten schauen und mit den Professoren an der Charité liebäugeln. Ich wusste, ich musste mich auf die Hinterbeine stellen, sonst würde mir alles Stück für Stück aus den Händen gleiten. Ich suchte Peter Luther auf, den damaligen Gesundheitssenator, er residierte in einem Gebäude nahe der Jannowitzbrücke, in dem zu DDR-Zeiten der Freie Deutsche Gewerkschaftsbund untergebracht war, in dem jetzt silbern eingefassten Bau befindet sich heute die chinesische Botschaft. Noch gut erinnere ich, wie wir in seinem riesigen Büro standen und er mir den Tresor zeigte, der in der Nacht nach dem 9. November 1989 aufgeschweißt worden war, weil man den Schlüssel wohl nicht gefunden hatte. Das Ziel: Akten verschwinden zu lassen.

Bei Luther beschwerte ich mich, dass man die Sache mit den Transplantationen in der Charité einfach so hatte laufen lassen, ich sagte ihm auf den Kopf zu, was ich schon bei meiner ersten Herztransplantation gedacht hatte: »Jeder Fall, der in der Charité wegen mangelnder Erfahrung vermurkst wird, bedeutet im Grunde zwei verschwendete Leben, nämlich das des Empfängers und das des nicht richtig genutzten Spenders.«

»Setzen Sie mich doch nicht so unter Druck, Herr Hetzer«, erwiderte Luther, ein Immunologe, der von dem Regierenden Bürgermeister Diepgen – Diepgen wurde 1991 ein weiteres Mal gewählt – als einziger Ost-Politiker in den CDU-Senat geholt worden war. Als Bürgermeister eines vereinigten Berlin musste Diepgen zeigen, dass er auch der Bürgermeister der Ostbevölkerung war. Das war völlig richtig, aber ich wollte auch mein Institut vor dem allgemeinen Untergang retten, angesichts der vielfältigen Emotionen, die mal nach Ost und mal nach West gingen, je nachdem, wer sich schlechter behandelt fühlte. Es gab deutliche Spannungen in der Stadt, die man heute kaum mehr merkt, die aber die Stimmung geprägt haben, zumal die Charité nicht nur der Leuchtturm der DDR gewesen war, sondern des gesamten Ostblocks.

Die Leitung der Charité rang sich dann am Ende dazu durch, Konertz Herztransplantationen offiziell zu verbieten. Ich hatte mich durchsetzen können, die Herztransplantationen blieben bei uns, aber auch das hatte einige politische Auseinandersetzungen erfordert, die nicht ganz ohne gewesen waren, da wurde mit harten Bandagen gekämpft.

Ich besaß an der Nordseeküste, in der Nähe von Büsum, ein Häuschen. Meine Familie und ich verbrachten dort einige Ferientage, und eines Tages saßen wir gemütlich zusammen, als das Telefon klingelte. Der Anrufer war der Regierende Bürgermeister von Berlin, und ich dachte im ersten Moment, was für eine Ehre, dass mich Diepgen persönlich anruft, wurde dann aber eines Besseren belehrt. Diepgen sagte: »Herr Hetzer, es geht das Gerücht um, Sie spazieren durch die Charité und werben dort Schwestern für das Herzzentrum ab.« Das war einfach unwahr, eine glatte Verleumdung. Ich kam mir vor wie zu Stasi-Zeiten, Propagandageschichten wurden in die Welt gesetzt, um jemanden Missliebigen zu diskreditieren. Wahr war einzig, dass ich einmal die Dekanin der Charité durchs Herzzentrum geführt und ihr die Transplantations-, die Kunstherz- sowie die Intensivstation gezeigt hatte. Zum Schluss meinte sie: »Sie haben hier ja ein richtiges nationales Herzzentrum.« So ganz gefallen hatte es ihr aber nicht.

Die Reibereien mit der Charité zogen sich über Jahre hin. Ich fand mich damit ab, wirkte dem aber entgegen, indem ich nicht wenige Leute aus dem Osten anstellte, entsprechend meiner Diktion: 30 Prozent der Ärzte aus dem Westen, 30 Prozent aus dem Osten und 40 Prozent aus allen Ländern der Welt. Wir hatten tatsächlich einen starken Zuzug von Schwestern aus den neuen Bundesländern, die gern bei uns arbeiteten, denn bei uns spielten Ost-Befindlichkeiten wie in der Charité keine Rolle.

Wenn ich auch kein Pflegepersonal aus der Charité ins Herzzentrum lockte, so gelang es mir jedoch, den Herzpathologen dieses Universitätsklinikums für mein Labor zu gewinnen: Ich hatte die Stelle offiziell ausgeschrieben, und Rudolf Meyer hatte sich darauf beworben. Wegen seiner politischen Vergangenheit hatte er in der Charité seine Professorenstelle verloren, und so bekam ich einen Pathologen, wie wir keinen im Westen hatten, zumal er sich auf das Herz spezialisiert hatte. Und einen ausgezeichneten Pathologen brauchte ich, zur Beurteilung der Biopsien aus dem Herzen oder der Lunge nach Transplantationen. Das sind extrem wichtige Untersuchungen, und in den ersten Jahren hatte ich mich mit nicht sehr professionellen Leuten behelfen müssen.

Rudolf Meyer führte unser Herzlabor zu einem solchen Renommee, dass er später aus ganz Deutschland Präparate erhielt. Weder seine politischen Verstrickungen hatten wir bei ihm gemerkt, noch war er irgendwie schwierig. Schwierig waren für uns nur die, die die Fahne der Charité gegenüber dem Westen hochhielten oder hochhalten wollten. Einer meiner Oberärzte entstammte einer dieser Topfamilien des DDR-Regimes, er selbst war Mitglied des Wachregiments »Feliks Dzierzynski« gewesen, das Regiment diente als militärischer Arm des Ministeriums für Staatssicherheit. Er hatte mir erzählt, als Junge hätte ihm sein Großvater zu seinem Geburtstag die gesammelten Werke Stalins geschenkt. Anfangs hatte er sich als Fremdkörper in einer feindlichen Welt gefühlt, als er als strammer Ostbürger in den Westen kam. Aber trotz aller nostalgischen Erinnerungen war er kein Arzt gewesen, der nur die Charité akzeptierte – und so hatte ich keine Probleme damit gehabt, ihn anzustellen. Ich war völlig unvoreingenommen, Menschen anzustellen, wenn sie ihren Job gut beherrschten, egal welche Herkunft sie aufwiesen. Und genau das hatte zu einer enormen Vielfalt im Haus geführt.

Professor Detlev Ganten und Professor Karl Max Einhäupl von der Charité hätten das Herzzentrum also nur zu gern geschluckt, aber es nicht geschafft. Dann folgte eine nächste Phase, mit dem neu ernannten Ärztlichen Direktor Professor Ulrich Frei, den ich aus Hannover her kannte, sie begann mit einem Abendessen in einem Berliner Restaurant.

»Ja, was würden Sie denn davon halten, das Herzzentrum« – das inzwischen ein stattlicher, komplexer Apparat geworden war – »zu einem europäischen Zentrum zu erweitern, zusammen mit der Charité?« Vor dem Hauptgang brachte Frei sein Anliegen vor.

»Man kann es versuchen, das ist schon denkbar«, sagte ich vorsichtig, »aber Sie dürfen dabei nicht vergessen, dass das Herzzentrum eine Stiftung ist, die man nicht einfach übernehmen kann.«

In der Charité hatte sich der Gedanke festgesetzt, mit ständig heftigeren Bemühungen, es müsse einen Weg geben, diese juristische Besonderheit zu umgehen. Das Universitätsklinikum gliederte sich inzwischen in siebzehn Zentren, etwa das Zentrum Frauen-, Kinder- und Jugendmedizin mit dem Perinatalzentrum und dem für Humangenetik oder das Zentrum Chirurgische Medizin, und noch immer wollte man es um ein achtzehntes erweitern, nämlich um das Herzzentrum Berlin – nun mit dem Etikett »europäisches Zentrum«. Das war schon sehr ärgerlich, besonders auch, nachdem wir in vielen Bereichen, in der Patientenversorgung, in wissenschaftlichen Fragen und in der studentischen Lehre, eng mit den Einrichtungen der Charité kooperierten. Vielleicht hatte unsere immer gute finanzielle Lage zu einer ständigen Begehrlichkeit geführt. Da die Charité rote Zahlen schrieb, dachte man sich wohl, man könnte das Herzzentrum übernehmen und einen Teil der eigenen Defizite abdecken. Dabei hätte man sich nur unser System abgucken können, denn es hatte sich doch gezeigt, dass es ohne Defizite machbar war. Voraussetzung war nur, dass ein Universitätsprofessor sich wie ein privater Unternehmer einbrachte und wirtschaftlich dachte. Und vor allem die Mitarbeiter motivierte.

Die Verhandlungen zogen sich dann noch viele Jahre hin, lange nach meinem Ausscheiden, wobei es immer um dieses Stiftungshindernis ging. Schließlich wurde dieses dann umschifft, indem die Stiftung den Bereich »Krankenversorgung«, den eigentlichen Kernbereich, an die Charité abgab. Der Prozess ist noch immer nicht abgeschlossen. Die Stiftung »Deutsches Herzzentrum Berlin« war ein gewagter und wohlgemeinter Versuch, der zu meinen Zeiten gut funktionierte und weltweit bewundert wurde. Für die Zukunft ist es aber wohl besser, unter den Mantel der Universität zu schlüpfen, schon um drohenden Pleiten entgegenzuwirken. Eine Träne bleibt aber im Auge.

Aber nicht nur die Charité war ein Politikum, auch mit der Berliner Kassenärztlichen Vereinigung (KV) hatte ich einige wunderbare Erlebnisse, Erlebnisse, die darauf hinweisen, dass dieses System stark reformbedürftig ist. In der DDR hatte es keine Krankenkassen und keine kassenärztlichen Vereinigungen gegeben, die ambulante Versorgung der Bevölkerung wurde in Polikliniken sichergestellt, mit einer Reihe von Spezialisten. Aus meiner Sicht war das trotz aller Mängel dieses Staats eine fortschrittlichere Lösung als das alte Prinzip in der Bundesrepublik, was da heißt: ein Patient, ein Arzt, eine Kasse. Dass die

Strukturen der Polikliniken zerschlagen wurden, hatte nicht zum Besseren geführt und inzwischen werden sie allmählich wieder reetabliert. Der Vorteil von ihnen ist nämlich, dass in einer solchen Einrichtung Ärzte verschiedener Fachrichtungen zusammen, jetzt in einem sogenannten Medizinischen Versorgungszentrum (MVZ), einen Patienten untersuchen und behandeln.

Als ich nach Berlin kam, war ich anfangs nicht so sehr an einer ambulanten Tätigkeit interessiert gewesen, dennoch war eine solche wichtig für die Transplantierten, zumal das Transplantationsgesetz damals vorsah, dass sich ein Transplantationszentrum lebenslang um die Nachsorge der Transplantierten kümmern musste. Das hieß: Eine Transplantationsambulanz war unausweichlich. Man konnte nicht jedes Mal einen Patienten von irgendwoher stationär in die Klinik aufnehmen, um eine Nachuntersuchung bei ihm zu machen. Also stellte ich einen Antrag auf eine kassenärztliche Zulassung einer Ambulanz für die Herzchirurgie und das Transplantationswesen, und die KV genehmigte sie mir auch. Es lief ganz gut an, doch die KV war davon ausgegangen, wir würden im Jahr nur wenige Transplantationen machen, dann sei es erledigt, aber es wurde daraus in ihren Augen gleichsam ein Massengeschäft: zu Beginn über hundert Transplantationen jährlich, bei meinem Abgang waren es 1804 Herztransplantationen, davon 189 bei Kindern, 101 Herz-Lungen-, 491 Lungen-Transplantationen sowie 2361 VADs und künstliche Herzen, bei insgesamt 76 167 Operationen mit der Herz-Lungen-Maschine.

Die Transplantationsambulanz richteten wir natürlich auch für die Patienten ein, die für eine Herztransplantation vorgestellt wurden, die eine fortgeschrittene Herzinsuffizienz hatten und von ihren Kardiologen oder Internisten als in Frage kommende Kandidaten für einen solchen Eingriff eingestuft wurden. Und als wir dann noch ein Programm zur Transplantation der Lunge auflegten, weitete sich die Ambulanz auch auf die Lungen-Patienten aus. Mit anderen Worten: Die Ambulanz wuchs und wuchs und wurde in ihren Aufgaben umfangreicher. Die KV-Ermächtigung besagt aber, dass der ermächtigte Arzt alles, was er mit der KV abrechnet, eigenhändig und höchstpersönlich durchführen muss.

Ende der Neunzigerjahre hatte es einen Betrugsskandal in Rheinland-Pfalz gegeben, verschiedene Kassenärztliche Vereinigungen wurden von der Staatsanwaltschaft durchsucht, vor allen Dingen ging es darum, ob Abrechnungen betrügerisch oder nicht ganz korrekt gemacht worden waren. In Berlin wurde die KV nervös, denn sie hatte ja da diesen Hetzer mit einer riesigen Anzahl von Leistungen und Patienten. Dass er alles selbst machte, das erschien nicht plausibel. Folglich wurde ich einbestellt. Einem Administrator der KV, einem Juristen und zwei älteren niedergelassenen Ärztinnen sollte ich nun erklären, wie ich das alles eigenhändig durchführen könne.

»Das kann ich in der Tat nicht alles selbst machen, das ist unmöglich«, sagte ich. »Ich bin Chirurg und verbringe die meiste Zeit im Operationssaal. Dieser Ambulanz stehe ich immer dann zur Verfügung, wenn es sich um schwierige Fragen handelt. Ansonsten sind dort siebzehn Fachärzte angestellt.«

Der Jurist konnte nicht fassen, was ich eben verlautet hatte. »Und das sagen Sie einfach so?«, fragte er mit hochgezogenen Augenbrauen. »Wissen Sie nicht, dass wir Sie deswegen anzeigen müssen?«

Ich wurde dann auch angezeigt, doch ich hatte schon Jahre vorher verfügt, dass ich von den Einnahmen der Ambulanz selbst nur fünf Prozent bekam, die restlichen 95 Prozent gingen an das Herzzentrum.

Ich gab dann zu verstehen, dass, wenn man mich unter diesen Bedingungen vor den Kadi ziehen wolle – ich sah vor mir, wie meine alte Mutter in einer Zeitung las, dass ihr Sohn ein Betrüger sei –, »ich dann die Ambulanz hinschmeiße, soll sie machen, wer will«. In Berlin gab es keine Ärzte, die in der Lage waren, die Transplantierten nachzuversorgen, die niedergelassenen Kardiologen hatten entweder keine große Ahnung von solchen Patienten oder scheuten die Kosten, die bei deren Betreuung entstehen würden. Die Medikamente waren so teuer, dass die Regelbeträge die jeweiligen Kontingente schnell aufgebraucht hätten.

Schließlich kamen Vertreter der KV zu mir und sagten: »Wir möchten Sie bitten, dass Sie weitermachen.« Ich wurde geradezu dazu gedrängt, etwas aus ihrer Sicht Unrechtmäßiges weiterzuführen. Während der Zeit haben dann aber auch fünf Internisten, Pathologen und Chirurgen aus meiner Klinik Ermächtigungsverträge bekommen. Nichtsdestotrotz erhielt ich 2018, sechzehn Jahre später, eine Rechnung von der KV, dass ich sämtliche Erträge aus dem Jahr, wo man mich gebeten hatte, die Ambulanz weiterzuführen, zurückzahlen soll. Durch geschickte Verhandlungen des zu dieser Zeit tätigen Verwaltungsdirektors Markus Polle gelang es dann, dies in einer gütlichen Weise abzuschließen. Die Organisation ist konzeptionell nicht auf eine anspruchsvolle moderne Medizin ausgerichtet, da ist nur zu hoffen, dass eine Erneuerung stattfindet, vielleicht dann in europäischem Rahmen.

Auch in anderen Bereichen gab es Probleme mit der KV. So hatten wir ein Zentrum initiiert für Marfan-Patienten mit den komplexen, genetisch bedingten Herzfehlern und einem charakteristischen Riesenwuchs. Allesamt brauchten irgendwann einen Herzchirurgen, weil sie in der Regel ein Aneurysma an der Hauptschlagader entwickeln. Die meisten von ihnen sterben, wenn sie nicht rechtzeitig behandelt werden, und zwar im Alter zwischen zwanzig und dreißig Jahren. Hier bekamen wir dann dieselben Probleme wie bei der Transplantationsambulanz. Abzurechnen waren diese Patienten über eine Hochschulambulanz, doch das Herzzentrum war keine Hochschule, sondern eine Stiftung bürgerlichen Rechts und damit hatte ich keinen Anspruch auf eine Hochschulambulanz. Dieses konnten wir dann nur gemeinsam mit der Charité lösen.

Später gab es noch weitere strittige Fälle, ich will da nur ein Beispiel herausgreifen: Für die Lungentransplantierten gab es einen Pneumologen, der in der Ambulanz tätig war und den Patienten, die dort für eine Lungen- oder Herz-Lungen-Transplantation erschienen, häufig mit einer primären pulmonalen Hypertonie, also einer originären Hochdruckentwicklung im Lungenkreislauf (was schon bei jungen Menschen mit zwanzig zum Herzversagen und zum Tod führen kann), regelmäßig ein Medikament verordnete. Dieses Medikament wurde von einer Firma hergestellt, jedoch war es noch nicht für die primäre pulmonale Hypertonie zugelassen. Mithin war es ein sogenanntes Off-Label-Medikament, was bedeutete: Es war nicht für diese Krankheit zugelassen, sondern für eine andere, half aber immens bei der primären pulmonalen Hypertonie. Und natürlich war dieses Mittel extrem teuer. Einige Patienten brauchten es in einer Menge, die die Krankenkassen pro Monat 100 000 Euro kostete; einige Kassen gaben eine Kostenzusage, andere, die mit dem Problem des Off-Label-Medikaments vertraut waren, weigerten sich. Eines Tages bekam ich eine Regressforderung von Krankenkassen auf den Tisch, in Höhe von fünf Millionen D-Mark. Es waren ja in meinem Namen Medikamente verordnet worden, die nicht für diese Krankheit zugelassen waren. Jahrelange Prozesse mit der KV folgten. Ärzte, wenn sie sich intensiv für ihre Patienten einsetzen, können gewaltige Scherereien mit den Kassen haben.

Besonders bedrückend war die Geschichte eines Patienten, der dieses Off-Label-Medikament unbedingt benötigte, nur mit ihm am Leben bleiben konnte. Doch es war mir nicht mehr möglich, es ihm zu verschreiben. Denn auch der Richter am Sozialgericht Berlin hatte verfügt, dass dieses Medikament zu Unrecht bezogen wurde. In der Folge mussten wir den Patienten stationär aufnehmen, nur so war es uns möglich, ihn auf Kosten des Krankenhauses zu behandeln und ihm dieses Medikament zu verabreichen. Es war, man kann es nicht anders nennen, eine Freiheitsberaubung durch den Richter. Doch dann geschah etwas, was ungewöhnlich war: Ein sehr pfiffiger Rechtsanwalt stellte deswegen einen Eilantrag beim Bundesverfassungsgericht, und tatsächlich wurde dieser, nicht unbedingt normal, in kürzester Zeit bearbeitet. Das Gericht in Karlsruhe wies das Urteil des Sozialgerichts Berlin zurück, und nur dadurch konnten wir den Patienten endlich entlassen.

11 *Boris Jelzin wünscht Stammzellen*

»Sind Sie bereit, kurz nach Tripolis zu fliegen, für eine besondere Aufgabe?« Ein Diplomat, der in Österreich Botschafter Libyens war und den ich mal operiert hatte, stellte mir diese Frage.

Ein Krankenhaus in Deutschland kann von Rechts wegen keine Gewinne machen, die Erstattungen der Krankenkassen sind so kalkuliert, dass sie genau die Kosten der Behandlung decken. Überschüsse sind bei normal versicherten Patienten nicht zu erreichen – oder man spart an Medikamenten, am Essen oder am Pflegepersonal und bezahlt dieses schlecht. Möglich wird ein Überschuss nur, wenn man einen nicht unerheblichen Anteil von Privatpatienten hat. Das war bei uns der Fall, denn deren Erträge gingen in die Kalkulation der regulären Krankenkassen nicht ein, vor allen Dingen auch nicht die ausländischen Patienten, und die hatten wir am Herzzentrum von Beginn an in großer Zahl. Das war das Geheimnis unseres Erfolgs: viele Privatpatienten und viele ausländische Patienten aus allen Teilen der Welt, aus den Ostblockstaaten, vom Pazifik und aus dem Vorderen Orient. Ihr Anteil hatte die erfreuliche wirtschaftliche Lage unseres Hauses bedingt. Und dieser Anruf des Diplomaten ließ auf einen weiteren Privatpatienten aus dem Ausland schließen.

»Aber worin besteht diese besondere Aufgabe?«, fragte ich nach.

»Sie sollen einen Patienten untersuchen, der für Libyen nicht ganz unwichtig ist.«

Aha. Warum nicht?, dachte ich. Kann ja interessant sein.

Zu meinem Libyen-Abenteuer nahm ich eine Ärztin, Beate Schaumann mit, von der ich wusste, dass sie gut mit Patienten aus dieser Region umgehen konnte. Zusammen flogen wir 2007 in einem uns zur Verfügung gestellten Learjet von Berlin nach Tripolis, an einem Freitagabend kamen wir auf dem Tripoli International Airport an. Von dort brachte man uns zu einem Hotel direkt am Strand, es war alles sehr luxuriös, ausgerichtet auf westliche Touristen mit viel Geld.

»Um welchen Patienten geht es denn?«, fragte ich unseren Begleiter.

»Das kann ich Ihnen nicht sagen«, erwiderte er, ohne sein Gesicht zu verziehen. Null Mimik.

»Können oder dürfen Sie nicht?«

»Sie werden es morgen erfahren.«

Na gut, dann mussten wir uns eben in Geduld üben.

Am nächsten Morgen wurden wir im Hotel abgeholt, mit einer Eskorte, die eines Präsidenten würdig war. Langsam dämmerte es mir. War etwa Muammar al-Gaddafi der besondere Patient? Waren wir auf dem Weg zum Oberhaupt Libyens? Zu seiner Residenz- und Festungsanlage Bab al-Asisija, zum Tor der Macht, dem Schloss der Angst? Wenn dem so war, dann konnte das spannend werden. Wie auch immer.

Ich sollte mit meiner Vermutung recht behalten. Gaddafis Hauptquartier war wirklich eine gigantische Festung, ein riesiges, kilometerweites Areal, das nach meiner Zählung von sieben Mauern umgeben war. Jedes Mal fuhren wir durch ein Tor, um danach in zwei Kanonenrohre zu blicken; wer hier einzudringen versuchte, wurde entsprechend empfangen. Die Festungsanlage weitete sich dann zu einem parkartigen Areal aus, und hier lebte Gaddafi mit einer ganzen Gefolgschaft, jedenfalls waren zahlreiche Menschen zu sehen.

Eine Weile mussten wir warten, Tee wurde uns angeboten, und irgendwann tauchte Gaddafi höchstpersönlich auf. Sportlich und dynamisch, geradezu jugendlich, obwohl er schon Anfang sechzig war. Wir unterhielten uns kurz mithilfe eines Dolmetschers, es ging hauptsächlich um die Frage, ob er eine Herzkatheteruntersuchung haben soll, da er gelegentlich ein Zwicken in der Brust verspürte.

»Um das beurteilen zu können«, sagte ich in Richtung Gaddafi, »muss ich Sie komplett untersuchen.«

Eine Zeit lang herrschte Stille im Raum, nachdem der Dolmetscher mein Ansinnen übersetzt hatte.

»Was heißt komplett?«, fragte mich der Übersetzer sichtlich irritiert.

»Na ja, von Kopf bis Fuß.«

Erneutes Schweigen. Daraus schloss ich, dass seine sonstigen Ärzte sich eine solche Untersuchung nicht getraut hatten. Das war auch dem Murmeln der hinten im Raum stehenden Männer zu entnehmen, die zu dem Hofstaat des Diktators gehörten. Zudem nahm ich an, dass mein Hiersein damit zu tun hatte, dass seine bisherigen Ärzte unterschiedliche Meinungen abgegeben hatten. Die einen hatten wohl eine Katheteruntersuchung befürwortet, andere sie nicht für notwendig erachtet. Ich sollte offenbar das Zünglein an der Waage sein.

Nachdem ich Gaddafi untersucht – er zeigte sich dabei umgänglich und freundlich – und die Berichte der anderen Ärzte studiert hatte, sagte ich, mehr oder weniger diplomatisch: »Nach den vorliegenden Befunden gibt es keine zwingende Notwendigkeit, eine solche Maßnahme zu ergreifen. Sie sind in einem guten Zustand, aber wenn Sie eine Katheteruntersuchung machen wollen, steht dem nichts entgegen.«

Gaddafi nickte, dann wandte er sich seiner Familie zu, die sich inzwischen um ihn versammelt hatte. Er wirkte wie ein netter Vater und Ehemann, aber wie sehr man sich täuschen kann, das ist ja nicht unbekannt.

Beate Schaumann und ich flogen noch am selben Tag nach Berlin zurück.

Einige Monate später sollte ich nochmals nach Tripolis kommen. Der Mittelsmann, jener libysche Diplomat, ließ mich wissen, dass es Leute im Umfeld von Gaddafi gäbe, die gegen uns arbeiteten. Es hieß, ich sei kein Kardiologe, ich könne das nicht beurteilen, ich sei ja nur ein Herzchirurg, und die Ärztin, die ich mitgebracht hätte, sei eine Allgemeinchirurgin gewesen, die hätte vom Herz überhaupt keine Ahnung. Nun, meinte der Mittelsmann, nach allem, was da kolportiert werde, wäre es gut, diese Geschichte auszuräumen. »Und bringen Sie das nächste Mal unbedingt einen Kardiologen mit.«

Sollte ich noch mal hinfliegen – oder die Sache auf sich beruhen lassen? Nein, ich konnte mich nicht getäuscht haben, aber dennoch wollte ich ganz sichergehen. Ich suchte einen erfahrenen Facharzt für Kardiologie unter meinen Mitarbeitern aus, und gemeinsam flogen wir nach Tripolis.

In der Zwischenzeit hatte offenbar ein forscher libyscher Arzt eine Katheteruntersuchung gemacht, hatte aber nichts gefunden, außer einer geringen Einengung am linken Hauptstamm, was jedoch keine lebensbedrohliche Konstellation bedeutete. Diesem Arzt wiederum hatte man vorgeworfen, Gaddafi mit dem Eingriff gefährdet zu haben. Nun ging es also um die Frage, ob die Katheteruntersuchung gerechtfertigt war oder nicht. Eine völlig verrückte Geschichte.

Wieder schauten wir uns sämtliche Befunde und den Katheterfilm an, nochmals untersuchten wir das Oberhaupt und klärten sämtliche Beschwerden ab. Schließlich kamen der Kardiologe und ich zu der einhelligen Meinung: »Es war absolut gerechtfertigt, dass der Katheter gemacht wurde. Die Untersuchung hat Ihnen, Herr Gaddafi, die Gewissheit gegeben, dass Sie ein gesunder Mensch sind. Lange Zeit werden Sie kein Problem mit dem Herzen haben.« So lautete unser Schiedsspruch aus Europa, der auch angenommen wurde. Seine Leibärzte hatten wieder Angst gehabt, den Diktator auch nur anzufassen oder scharf anzuschauen. Der Kardiologe und ich hatten uns Gaddafi gegenüber so benommen, wie wir es auch bei jedem anderen Patienten getan hätten. Objektiv. Nicht unterwürfig.

Zum Abschied schenkte Gaddafi mir noch ein Foto von sich, mit seiner Signatur darauf. Niemandem zeigte ich das Bild, sonst hätte es wieder einen Aufschrei gegeben, wie ich denn einen solchen Verbrecher behandeln könne. Ärzte haben da ein anderes Denken. Insbesonders für den Chirurgen ist es eine Eins-zu-eins-Beziehung mit dem Patienten, dessen Erkrankung an allererster Stelle steht, losgelöst von seinem Umfeld.

Wir hatten uns international aufgestellt, international wurde auch behandelt. Aus Aserbaidschan operierte ich einen nicht unerheblichen Teil der Hautevolee. Gern erinnere ich mich an einen berühmten Teppichknüpfer, dessen Werke in einem privaten Teppichmuseum in Baku, der Hauptstadt von Aserbaidschan, hängen. Er, Aljiev, kam das erste Mal zu uns, nachdem er mit einem akuten Herzinfarkt nach Ankara gebracht worden war. Die Türkei ist in solchen Dingen für diese zentralasiatischen Länder der erste Ansprechpartner; nach der Auflösung des Ostblocks spielt die alte Verbindung zur Türkei wieder eine dominante Rolle. Die Sprachen sind ganz ähnlich, und ich sah immer mit Freude, dass unsere türkischen Krankenschwestern sich mit den aserbaidschanischen oder usbekischen Patienten problemlos unterhalten konnten. Auch die kulturellen Ähnlichkeiten sind enorm. Doch als man in Ankara nichts mit dem Mann anfangen konnte, kam dieser Patient zu uns nach Berlin, wo wir ihn operierten. Jahre später musste er ein zweites Mal unters Messer, und das war der Anfang meiner engen Verbindungen nach Baku, nach Aserbaidschan. Mit Tahir Salakhov, einem berühmten Maler, der zu Zeiten der Sowjetunion zahlreiche Prominente wie Leonid Breschnew oder Dimitri Schostakowitsch porträtiert hatte, verbindet mich bis heute eine enge Freundschaft.

Viele Prominente wurden in unserem Krankenhaus behandelt, sie wurden unter einem Decknamen eingewiesen, damit niemand wusste, um wen es sich dabei handelte. Überhaupt hatten wir einen guten Modus gefunden, mit solchen Patienten umzugehen. Hier kann ich aus Gründen der ärztlichen Schweigepflicht nur von den Patienten erzählen, die nicht mehr am Leben sind und der prominenteste unter ihnen dürfte Boris Jelzin gewesen sein.

Als Boris Jelzin zu mir kam, war er schon operiert worden, in Moskau, zu diesem Zeitpunkt war er noch russischer Präsident. Als solcher hatte er ein nicht sehr gesundes Leben geführt, und sicher war er eng dem Alkohol verbunden gewesen, vor allem dem Wodka. Da musste er sich einer Koronaroperation unterziehen. Damals bin ich von der russischen Botschaft in Berlin gefragt worden, was ich denn für Jelzin tun könne. Ich meinte, für einen solchen Eingriff müsste er nach Berlin kommen, aber es war klar, dass er als aktiver Präsident schlecht nach Deutschland reisen konnte, um sich hier operieren zu lassen. Der Fünfundsechzigjährige erhielt dann in der Chasow-Herzklinik im November 1996 mehrere Bypässe, operiert hatte ihn der Tatar Renat Akchurin, ein sehr guter Chirurg, er hatte einige Jahre in Houston unter Michael DeBakey gearbeitet. Zu dieser Operation hatte man auch den schon fast neunzigjährigen DeBakey geholt, wohl mit dem Gedanken, sollte etwas schiefgehen, dann konnte man sagen, man hätte ja den Top-Spezialisten der Herzchirurgie dabeigehabt. DeBakey hatte natürlich nicht an der Operation aktiv teilgenommen, es war eine politische Absicherung. Wenn ein so bedeutender Mann wie der Kremlchef operiert wird und es passiert etwas, ist das eine Katastrophe. Als klar war, dass die OP einen erfolgreichen Abschluss hatte, stiegen auf dem russischen Wertpapieremarkt die Aktien.

Jahre nach diesem Eingriff bekam ich wieder einen Anruf über die russische Botschaft, ich sollte mich darauf einstellen, dass ein besonderer Patient aus Moskau zu mir in die Herzklinik kommen würde.

»Den sollen Sie untersuchen. Sehen Sie einfach, was Sie für ihn tun können.«

»Und wer ist der besondere Patient?« Diese Formulierung hatte ich ja schon mehrmals gehört, aber dieses Mal wollte ich keine Ungewissheit, ich wollte erfahren, um wen es sich handelte. Immerhin sollte die Untersuchung in unserem Herzzentrum stattfinden, nicht irgendwo.

Die Antwort erfolgte prompt: »Boris Jelzin. Er ist auch schon hier. Kommen Sie doch bitte in die Botschaft.«

Umgehend fuhr ich zur russischen Botschaft, begleitet wurde ich von Doktor Guna Tetere aus unserer Klinik, die aus Lettland stammte und fließend Russisch sprach. Und dann haben wir Boris Jelzin zum ersten Mal gesehen. Er war schlank, nicht mehr so aufgedunsen, wie ich ihn aus dem Fernsehen her kannte. Er kam dann zu uns ins Haus für eine umfassende Untersuchung. Der Kardiologe machte eine Katheteruntersuchung, und es zeigte sich dabei, dass das OP-Ergebnis von 1996 ganz ordentlich war, dass man nichts weiter aktiv unternehmen musste.

Nach diesem ersten Besuch erschien er zweimal im Jahr. Beim zweiten oder dritten Aufenthalt sagte Jelzin:

»Ich möchte diese Stammzellen haben. Ich habe von diesem Professor Matthias Schauer in Düsseldorf gehört, der die Meinung vertritt, Stammzellen würden die Herzfunktionen verbessern. Unbedingt möchte ich diese Stammzellen haben.«

»Das ist noch eine neue Sache«, gab ich zu Bedenken. »Bislang halte ich nicht viel davon. Man weiß noch nicht so recht, was es für Konsequenzen hat.«

So entgegenkommend Jelzin sich sonst verhalten hatte, jetzt zeigte sich sein wirkliches Naturell: »Ich will jetzt diese Stammzellen haben. Und wenn Sie mir die nicht geben wollen, dann lassen Sie den Schauer aus Düsseldorf einfliegen, damit er mir die injiziert.«

Also gut, dachte ich, du kriegst deine Stammzellen, obwohl ich beileibe nicht überzeugt davon war.

Ich entnahm ihm Knochenmark vom Beckenkamm, und in der Kinderklinik wurden die Stammzellen isoliert. Es war ein kleiner Eingriff, anschließend injizierte ein Kardiologe die isolierten Stammzellen in die Koronararterien und in die Bypässe. Damit war Jelzins Wunsch erfüllt. Wider Erwarten verbesserte sich die Funktion der linken Herzkammer, die durch vorangegangene Herzinfarkte deutlich eingeschränkt war, in kürzester Zeit um mindestens zehn Prozent. Er war so erfreut darüber, dass er danach immer wieder zu uns kam, wobei er seinen ganzen Hofstaat mitbrachte, seine Frau Naina und seine Töchter Tatjana und Jelena. Auch die erhielten die Untersuchungen, die sie sich wünschten, wir vermittelten sie an entsprechende Ärzte.

Die Jelzin-Familie fühlte sich bei uns wohl, das hatte auch damit zu tun, dass viele im Herzzentrum Russisch sprachen. Zum Beispiel Petra Schalck-Golodkowski, die Tochter von Alexander Schalck-Golodkowski, dem gewieften Strippenzieher und Devisenbeschaffer der DDR; sie sprach bestes Russisch, weil sie in Moskau zur Schule gegangen war. Menschen wie sie muss man für Patienten wie Jelzin haben, sie war bei uns Krankenschwester. Und immer wenn sich Jelzin ankündigte, reservierte ich sie für ihn, denn wenn er kam, erklärte er sofort: »Ich will die Petra!« Sie hatte sich sehr gut mit ihm verstanden und ihn bei Laune gehalten, bei einem typischen Machtmenschen wie ihm war das nicht immer ganz einfach. Alle in seiner Umgebung hatten seinen Anordnungen zu folgen. Doch im Persönlichen war er ein umgänglicher Mensch, ich jedenfalls kam bestens mit ihm zurecht. Als Arzt muss man die Fähigkeit entwickeln, sich auf jeden Menschen, jedes spezielle Naturell einzustellen. Wenn jemand das nicht kann und mit Patienten zu streiten anfängt, ist das eine schlechte Voraussetzung für ein gutes Arzt-Patienten-Verhältnis.

Noch einen anderen Arzt aus der Sowjetunion hatte ich auf einem Kardiologenkongress in Moskau 1982 kennengelernt. Der Georgier Vladimir Alexi-Meskishvili war dort der Einzige, der bei Kindern unter einem Jahr Operationen mit der Herz-Lungen-Maschine machte. Er hatte in dem berühmten Bakulev-Institut in Moskau gearbeitet, und durch weitere Kongressreisen nach Moskau freundeten wir uns an. Irgendwann hatte er mir zu verstehen gegeben, dass er gern in den Westen kommen würde. Mithilfe des Roten Kreuzes schafften wir es, dass er mit seiner Frau und einem halbwüchsigen Sohn ausreisen durfte. Er kam in Deutschland an, exakt eine Woche bevor die Mauer in Berlin fiel. Alexi-Meskishvili und seine Familie landeten auf dem Flughafen Schönefeld, und ein spezieller Shuttleservice für West-Passagiere brachte die drei zum Zentralen Omnibusbahnhof schräg gegenüber dem Internationalen Congress Centrum ICC. Die Familie hatte nur zwei Koffer bei sich, in den ersten Tagen wohnte sie bei uns zu Hause, dann kam sie in einem Gästehaus der Freien Universität in Schmargendorf unter, in einer Wohnung, die mit Möbeln und Geschirr ausgestattet war.

Sein Verschwinden wurde in der Sowjetunion gar nicht gut aufgenommen. Ich bekam einen bitterbösen Brief von seinem Chef Burakowski, der mir vorwarf, ich hätte eine wichtige Person der sowjetischen Krankenversorgung abspenstig gemacht. Ich schrieb zurück, dass wir in einer freien Welt leben, in der jeder hingehen und arbeiten kann, wo immer er möchte. Alexi-Meskishvili wurde für mich wichtig, weil er ausschließlich Kinderchirurgie machte und große Erfahrung mitbrachte. Mit ihm und Professor Weng gelang es mir, einen großen kinderherzchirurgischen Sektor aufzubauen.

Begleitet wurde die Jelzin-Familie übrigens von einem Tross von Leibwächtern, die nachts im Krankenhaus kräftig dem Wodka zusprachen. Wir hatten einen ganzen Flügel für sie und die Jelzins freigemacht, aber dabei hatte sich gezeigt, dass wir auf solche Art von Patienten nicht richtig vorbereitet waren. So richteten wir einen Sicherheitsflügel ein, mit doppelten Türen und eigenen Räumen für Bodyguards und Angehörige. Ich hatte immer Bedenken gehabt, zumal Jelzin am Anfang in einem Zimmer neben einer Aufzugstür des Seitenflügels wohnte. Wir mussten den Aufzug sperren, sodass keiner raus und rein konnte, möglichst sollte so auch die Öffentlichkeit ausgeschlossen werden. Und als Jelzin das erste Mal entlassen wurde, fuhren wir nun mit diesem Aufzug runter ins Erdgeschoss, aber draußen standen tatsächlich mehrere russische Fernsehteams und wollten ihre Fragen loswerden: »Warum, Herr Jelzin, sind Sie ausgerechnet nach Berlin gekommen? Hätten russische Ärzte diese Behandlung nicht auch machen können?« Als diese Fragen ebenso an mich gerichtet wurden, war klar, dass ich mich auch in dieser Sache vorsichtig und diplomatisch verhalten musste. Ich sagte: »Natürlich gibt es in Russland ganz hervorragende Ärzte, und die hätten das sicher gekonnt, aber Herr Jelzin hat das nun mal so entschieden.«

Als ich dann 2007 auf dem Weg vom International Airport in San Francisco zu einem Kongresshotel war, erhielt ich auf meinem Handy einen Anruf aus Berlin, man teilte mir mit, dass Boris Jelzin gestorben war. Sein Tod mit sechsundsiebzig erfolgte einige Jahre nach Beginn unserer regelmäßigen Begegnungen. Aber warum war er gestorben? Ich überlegte hin und her. Ich erfuhr, dass er irgendeine Sepsis gehabt habe, das war wohl die Todesursache. Boris Jelzin hatte mir ebenfalls ein Geschenk gemacht, eine Armbanduhr mit seinem Konterfei darauf.

Ein anderer »Prominenter« aus der Politszene war der ehemalige Referent von Willy Brandt, der »Kanzlerspion« Günter Guillaume. Der Stasi-Agent und seine Frau Christel wurden nach ihrer Verurteilung 1981 gegen im Osten einsitzende West-Agenten ausgetauscht. Das Paar ging nach Ost-Berlin, doch nach dem Mauerfall heiratete Günter Guillaume seine Geliebte, eine Krankenschwester. Es war einige Zeit nach der Wende, als mich ein Kardiologe, Professor Giancarlo Biamino, bei dem Guillaume in Behandlung war, anrief und sagte: »Ich hab hier einen Patienten, da müssen Sie ein bisschen vorsichtig sein mit der Öffentlichkeit, das ist der Günter Guillaume. Der hat eine Stenose der Halsschlagader, meinen Sie, dass Sie den operieren können?« Was für eine Frage, natürlich konnte und wollte ich das.

Guillaume wurde dann bei uns im Haus unter dem Mädchennamen seiner zweiten Frau geführt. Außer jener Person, die die Aufnahme gemacht hatte, der leitenden Anästhesistin und mir wusste niemand, wer er war. Ich operierte ihn, alles unauffällig, alles lief glatt. Ungefähr zwei Wochen später besuchte er mich, und wir saßen draußen vor meinem Büro, in zwei Sesseln. Ich betrachtete ihn, den gelernten Fotografen, und dachte: Er ist ein unauffälliger, ein schlichter Mensch, die Unscheinbarkeit in Person, der fällt kaum auf, nur wenn man weiß, wer er ist. Ein perfekter Spion.

»Das ist für Sie!«, sagte er und überreichte mir vier kleine Bücher, die in der DDR üblich waren, sogenannte Miniaturausgaben. Sinnigerweise beinhalteten drei der vier Bände *Das*

Kapital von Karl Marx und der vierte Band trug den Titel *Kundschafter des Friedens*, eine Zusammenstellung der Top-Spione der DDR, in der auch die Biografien von Günter Guillaume und seiner Exfrau Christel dargestellt waren, mit einem Vorwort von Armeegeneral Erich Mielke. Das sagte eine ganze Menge über den Menschen aus, den ich operiert hatte. »Jetzt haben wir beide eine konspirative Aktion hinter uns gebracht«, fuhr er fort. Es hatte ihn offenbar beeindruckt, dass es möglich war, in einem Haus wie dem unsrigen anonym zu bleiben. Ein paar Jahre später starb er an einem Herzinfarkt, wahrscheinlich hätten wir uns vorher ein wenig mehr um sein Herz kümmern müssen. Vielleicht hätte er Bypässe gebraucht. Das hatten wir damals nicht untersucht.

Das Gegenteil von unauffällig war Götz George. Die Ankunft des Schauspielers konnten wir nicht verheimlichen, es hatte sich schnell herumgesprochen, gerade das weibliche Pflegepersonal auf seiner Station erkannte ihn sofort. Die Schwestern waren ganz verrückt nach ihm, jede wollte sich um ihn kümmern. Ich operierte ihn an seiner Hauptschlagader, erlebte ihn als einen angenehmen Menschen. Besonders großen Eindruck hinterließ seine Frau, die sehr fürsorglich mit ihrem Mann umging.

Prominente Patienten hatte es viele gegeben, aber letztlich sind sie nur ein Bruchteil der Menschen, die ich als Mediziner begleiten durfte. Ob prominent oder nicht, es ging um die richtige, um die angemessene Behandlung. Und das war mir vor allem wichtig.

12 *Der Umgang mit dem Tod muss gelernt sein*

Einige unserer Patienten stammten aus Japan, lange Zeit war es dort schwierig, Herztransplantationen durchzuführen, denn die Regeln für die Organentnahme waren extrem streng. Eigentlich war es fast unmöglich, in diesem Land Spenderorgane zu bekommen, sodass die Ärzte anfingen, Patienten, die eine Transplantation brauchten, in die USA oder nach Europa zu schicken.

Auf einem der vielen Kongresse, die ich besuchte, sprach mich einmal ein japanischer Herzchirurg aus Sapporo an: »Ich habe einen fünfzehnjährigen Jungen, ich musste ihn an eine künstliche Herzpumpe anschließen. Er bräuchte ein neues Herz, aber ich kann nicht transplantieren. Ich weiß nicht, was mit ihm geschehen soll, damit er nicht stirbt. Können Sie mir weiterhelfen?«

»Schicken Sie ihn zu uns ins Herzzentrum«, gab ich zur Antwort.

Der Teenager wurde nach Berlin geflogen, wo er erst einmal auf ein geeignetes Spenderorgan warten musste. Als dann ein passendes gefunden war, transplantierten wir. Alles lief ohne Probleme ab. Als er wieder recht stabil war, bestieg er eine Maschine nach Hause. Da ja das Problem der Abstoßungsreaktion größer ist als das der OP, hatten wir eine Methode perfektioniert (ansatzweise hatten wir sie schon in Hannover entwickelt), um selbst über große Distanzen hinweg Tag für Tag die Impulse am Herzen zu überwachen. Dabei implantierte man dem Patienten zusätzlich zum neuen Herzen ein Schrittmachersystem mit Sensorfunktion in den Herzmuskel (intramyokardiales Elektrogramm, IMEG), und über das konnten von außen die Impulse, die das Herz abgab, registriert und über das Telefonsystem übermittelt werden. Unser Rechner führte also jeden Tag ein Telefonat nach Japan und griff dort die gespeicherten Impulse ab. Wir konnten dann in Berlin sehen, ob sich etwas beim Elektrogramm getan hatte. War es auffällig für eine Abstoßung, nahmen wir mit den japanischen Kollegen Kontakt auf und besprachen die Weiterbehandlung. Es war das erste Mal, dass ein wohlfunktionierendes telemedizinisches Konzept für diesen Zweck eingesetzt wurde.

Wir setzten diese Methode aber nicht nur bei weiten Entfernungen ein, wir überwachten mit ihr alle Patienten, insbesondere aber die Kinder nach einer Herztransplantation, denn die Alternative, die bei Erwachsenen üblich war, nämlich erst jede Woche, dann alle zwei Wochen, schließlich monatlich eine Herzmuskelbiopsie zu machen, bei der aus dem rechten Herzen mittels einer über eine Halsvene eingeführten kleinen Zange ein Stückchen Gewebe herausgeknipst wird, um es dann unter dem Mikroskop nach Auffälligkeiten zu untersuchen – das konnte man kleinen Kindern nicht zumuten. Es wäre jedes Mal ein großer Aufwand gewesen, man hätte die Kleinen unter Narkose setzen müssen, und das wollten wir möglichst vermeiden. Bei allen Patienten, die dieses System hatten und es auch geflissentlich befolgten, indem sie jeden Tag die Impulse aufzeichnen ließen und sie uns zusandten, ist nie eine Abstoßungsreaktion übersehen worden. Auch bei dem japanischen Teenager verlief alles bestens. Auch für Kleinkinder hatten wir inzwischen einen guten Ruf. So kam einmal ein junges japanisches Ehepaar mit einem zweijährigen Kind zu uns, das unter einer schweren Herzinsuffizienz litt. In ihrer Heimat hatte man angenommen, dass der Junge transplantiert werden müsse. Die Eltern, die wenig Geld besaßen, hatten daraufhin in ihrer Gemeinde Geld gesammelt, um die Flüge nach Deutschland und die Unterbringung zu finanzieren. Bei der Untersuchung des Jungen stellte ich jedoch fest, dass das Kind eine Mitralklappeninsuffizienz hatte, also eine undichte Mitralklappe, und dass diese möglicherweise die Ursache aller Probleme darstellte. Ich schlug vor, die Mitralklappe zu rekonstruieren und dem Kind so die Transplantation und die damit verbundenen – auch späteren – Risiken zu ersparen. Gesagt und so beschlossen, und wir konnten das Kind dadurch von der Transplantationsliste nehmen. Während ich davon ausging, den Eltern mit diesem weniger gefahrvollen Eingriff eine Freude bereitet zu haben, war das beileibe nicht so. Sie hatten Angst, dass man sie in ihrer Heimat als Betrüger ansehen würde, wenn ihr Sohn kein neues Herz bekam, sondern bei ihm nur eine »normale« Herzoperation durchgeführt wurde. Auch wenn es für das Kind die richtige Entscheidung war, so hatte mir diese Geschichte vor Augen geführt, wie viel in Japan das »Gesicht wahren« gegenüber den Nachbarn und dem Umfeld zählte und dass ich den Eltern mit meiner Entscheidung keinen Gefallen getan hatte. Meine letzte Information ist, dass es dem Kind nach der Mitralklappenrekonstruktion weiterhin gut ging und es wohl gedieh.

Aber noch zu dem IMEG-System: 1990, kurz nach dem Mauerfall, als die Ostblockstaaten noch existierten, wurde ein Kind aus Bratislava, damals noch eine Stadt in der Tschechoslowakei, heute Hauptstadt der Slowakei, überwiesen. Bei diesem Mädchen transplantierten wir ebenfalls ein neues Herz, das auch dieses System erhielt. Für die kleine Patientin bekamen wir, als sie wieder bei ihren Eltern war, eine Sondergenehmigung, sodass wir tagtäglich mit Bratislava über den Eisernen Vorhang hinweg ein Telefonat für unser IMEG-System führen konnten. Telefonieren von und nach Bratislava war damals nahezu unmöglich gewesen, es brauchte Stunden, bevor eine Verbindung hergestellt werden konnte. Der Vater des Mädchens war offenbar ein einflussreicher Parteimann, da er erreichte, dass so etwas zustande kam. Fünfundzwanzig Jahre später traf ich dieses Mädchen wieder, inzwischen eine junge Frau, sie besuchte uns anlässlich einer Festveranstaltung im Herzzentrum.

An diese Fälle erinnere ich mich, freue mich, dass die Patienten lange lebten, überhaupt lebten. Sie treiben einen weiter an, sie helfen dabei, auch die Rückschläge zu verarbeiten.

Denn natürlich sterben auch Patienten, nicht alle unsere Bemühungen sind erfolgreich. Das muss man als Arzt wissen, und das muss man Patienten auch vor einem Eingriff klarmachen, und man muss auf entsprechende Risiken hinweisen. Die Abwägung, zu wissen, dass die Krankheit selbst ein Risiko darstellt, und das Sich-bewusst-Machen, dass ebenso der Eingriff ein Risiko birgt, ist ein entscheidender ärztlicher Vorgang.

Diese Abwägung ist besonders bei Menschen wichtig, wo die Möglichkeit des Sterbens, der Tod im Raum steht. Stirbt der Patient, zeigt sich ein anderes Problem, das der möglichen Schuld des Chirurgen. Eingehend muss er sich, sollte etwas schiefgegangen sein, fragen, was er hätte anders machen können. Damit sollte man sich als Chirurg frühzeitig und intensiv auseinandersetzen. Denn wenn man als solcher vor dem offenen Brustkorb steht und operiert, denkt man nicht unbedingt daran, dass vor einem ein lebender Mensch liegt, an dem man tätig werden muss. Man lenkt seine Aufmerksamkeit vor allem auf den technischen Ablauf der Operation. Um sich wirklich nur darauf konzentrieren zu können, muss man letztlich ausblenden, was es für den Menschen bedeutet, den man gerade unter dem Messer hat. Diese Fokussierung kann man lernen, weshalb die Assistentenjahre wichtig sind, um ganz praktisch das Dilemma zu erfahren und darauf entsprechend zu reagieren. Wie sich mit der Zeit Operationsschritte automatisieren, kann man auch emotionale Aspekte üben.

Als Assistenzarzt habe ich beobachten können, wie Patienten bei einem Eingriff starben. Hinterher versuchte ich nachzuvollziehen, was in dem Operateur vor sich ging. Aber letztlich musste ich diese Erfahrung selbst machen, um diese Situation wirklich zu begreifen. Keineswegs will ich verheimlichen, dass es einige Patienten gibt, an die ich mich noch heute mit Bedauern erinnere, Patienten, bei denen ich zweifellos eine Fehlentscheidung getroffen habe, bei denen ich es hätte anders machen müssen. Kinder hätten noch am Leben sein können. Auch das. Bei einigen Fällen, die zwanzig Jahre und länger zurückliegen, weiß ich noch die Namen der Patienten und die Umstände, wenn etwas nicht gut verlaufen ist. Dennoch muss man das verarbeiten können, sonst kann man diesen Beruf nicht ausüben oder wird darüber schwermütig. Auch die sorgfältigste Risikoabwägung kann nicht eine hundertprozentige Garantie für einen guten Verlauf abgeben, es bleibt eine Entscheidung, die man an einem bestimmten Punkt treffen muss, und jede Entscheidung birgt die Möglichkeit, einen Fehler zu machen.

Im Herzzentrum führte ich deshalb ein, was in der Klinik von Professor Borst Usus war: Alle nicht gut ausgegangenen Fälle wurden ausführlich in einer Komplikationskonferenz besprochen. Jeder Chirurg, bei dem etwas nicht so verlief, wie es hätte verlaufen sollen, musste sich ehrlich damit konfrontieren, dafür geradestehen. Bei unserer großen Anzahl von Patienten fand alle zwei Wochen eine solche Komplikationskonferenz statt, und zwar immer mittwochs um halb sieben. In den USA waren frühe Zeiten üblich gewesen und ich hatte mich daran gewöhnt. Um halb acht begann dann das operative Programm. Eine Chirurgie kann man nicht um zehn Uhr anfangen, Chirurgie ist wie ein Feldzug, den muss man früh beginnen. Chirurgie ist eine manuelle Tätigkeit, immer habe ich mir gesagt, ich bin ein Handwerker. Wenn man sich vorher verzettelt, geht der Tag dahin.

Kollegen fragten mich, wie ich es denn schaffe, dass die Ärzte so früh in der Klinik erscheinen. Ganz einfach: War eine Komplikationskonferenz anberaumt und der Arzt, der einen Fall zu verantworten hatte, tauchte nicht auf, wurde dieser in der nächsten Konferenz abermals auf die Liste gesetzt, dann wieder und wieder, sollte er sich weiterhin drücken. So wurde man schließlich zum Alleinunterhalter, und das wollte keiner sein.

Diese Konferenzen haben allen bei der Verarbeitung geholfen. Eine kritische Analyse von Fällen, die nicht positiv ausgehen, haben den größten Lerneffekt. Und in der Medizin, in der man es mit Menschenleben zu tun hat, spielen solche Lerneffekte mit den Jahren eine ganz große Rolle, sie sind das, was man Erfahrung nennt. Dazu zählt ebenso der sensible Umgang mit Angehörigen eines verstorbenen Patienten, die einem Chirurgen die Schuld zuweisen. Der verantwortliche Arzt führt dieses nicht gerade leichte Gespräch und versucht auch zu erklären, wie es dazu gekommen ist. Als ich von Hannover nach Berlin ging, hatte ich angenommen, dass mich eine äußerst kritische Stadt erwartet, mit investigativen Journalisten, dass ich in ihr erhebliche Probleme haben könnte, mit der Öffentlichkeit und auch mit Rechtsverfahren. Aber ich wurde überrascht, es hielt sich im Rahmen. Vielleicht hing das auch damit zusammen, dass ich grundsätzlich bei allen unglücklichen Fällen genau das getan habe: Ich oder einer meiner Oberärzte, wir gingen auf die Angehörigen zu. Denn wenn sich jemand davor drückt, staut sich etwas auf, der Verdacht entsteht, dass tatsächlich etwas falsch gemacht wurde, was man womöglich vertuschen möchte. Ein solches Denken sollte erst gar nicht aufkommen.

Doch es gibt Fehler, bei denen menschliches Versagen sich fatal auswirkt. Einmal wurde im Herzzentrum eine Frau operiert, die nach dem Eingriff eine Bluttransfusion brauchte. Der diensthabende Assistent hatte ihr die Transfusion angelegt, jedoch die offensichtlich falsche Blutgruppe transfundiert. Die Frau starb. Das ist ein Unfall, der immer mal, wenn auch nur ganz selten auftritt. Die Kreuzprobe, die vor einer Bluttransfusion am Krankenbett gemacht wird und eigentlich der Vermeidung von Transfusionsunfällen dient, wurde dabei falsch abgelesen. Jedenfalls war die Patientin tot, und der junge Assistenzarzt tat mir in seiner Verzweiflung leid. Ich machte daraufhin aber eine Selbstanzeige, die Kriminalpolizei erschien, und die Sache wurde aufgerollt. In der Folge wurde der Assistenzarzt verurteilt, was einen Knick in seiner Karriere zur Folge hatte, es bedeutete aber nicht deren Ende. Die Journalisten stürzten sich darauf, als das mit der Selbstanzeige ruchbar wurde. In Hannover hatte ich aber bei Professor Pichlmayr, dem Bauchchirurgen, gelernt, Selbstanzeige zu stellen. Er hatte das in mehreren ähnlichen Fällen getan, um von vornherein alles offen auf den Tisch zu legen. Tatsächlich wäre das falsche Ablesen der Kreuzprobe vielleicht unbemerkt geblieben, aber dieses Risiko sollte man nicht eingehen.

1994 wurde ich konfrontiert mit einem fünfjährigen Kind einer französischen Familie – der Junge hatte noch zwei ältere Schwestern –, die nach einem längeren Aufenthalt in Indien zurück nach Europa zogen; der Junge hatte eine Myokarditis, eine Virusinfektion des Herzmuskels, war schwer herzinsuffizient. Wir hatten ihn untersucht, und weil man eine Transplantation nicht von heute auf morgen planen kann, hatten wir dem Kind ein künstliches Herzsystem implantiert. Mit diesem Ventricular Assist Device ging es dem Jungen sofort besser, und er konnte gut damit leben. Allerdings wollten die Eltern und vor allem die Schwestern nicht, dass ihr Bruder mit dem VAD lebte. Sie hingen einer Glaubensrichtung an (das hatte mit ihrer Zeit in Indien zu tun), die sie zu der Überzeugung gebracht hatte, dass es die Bestimmung des Jungen sei, zu sterben. Ich musste mich nun darum sorgen, dass Eltern und Geschwister dem Kind nicht heimlich die Stromzufuhr zu dem Gerät kappten. Schließlich eskalierte die Situation, dass mir nichts anderes übrig blieb, als einen ungewöhnlichen Schritt zu gehen: Durch einen Amtsrichter ließ ich den Eltern vorübergehend die Fürsorgepflicht entziehen. Wider Erwarten erholte sich das Herz des Jungen unter dem VAD vollständig, und nachdem wir das künstliche Herzsystem wieder ausbauen konnten, waren natürlich alle froh. In der akuten Phase aber hatte ich größte Mühen gehabt, die Eltern und die beiden Schwestern von dem Kind fernzuhalten. Religion spielte immer mal wieder eine Rolle, wenn wir transplantieren oder operieren sollten. Sie ist ein Faktor, der auch in unserer säkularen Zeit großen Einfluss hat und sicherlich noch einmal mehr, wenn es um das Herz geht.

Die Zeugen Jehovas verweigern grundsätzlich, Blut transfundiert zu bekommen. Für Chirurgen ist das ein großes Dilemma, wenn sie zuschauen müssen, wie ein Patient an einer Anämie, einer Blutarmut verstirbt, obwohl diese einfach zu behandeln gewesen wäre. Ich erinnere, noch in Hannover, einen Patienten, der den Zeugen Jehovas angehörte und dessen Hämoglobin-Wert auf 3 g/dl heruntergesackt war (der Normwert bei einem Mann ist 12-16 g/dl). Ein insistierender Assistenzarzt rief mich dann aus seinem Nachtdienst um ein Uhr morgens an: »Jetzt will er Blut!« Er hatte so lange auf den Mann eingeredet, bis er seine Zustimmung gab und doch Blut wollte.

Bei ihrer Blutverweigerung berufen sich die Zeugen Jehovas auf einzelne Bibelzitate: »Nur Fleisch mit seiner Seele – seinem Blut – sollt ihr nicht essen« (1. Mose 9: 3, 4); »Enthaltet euch von Hurerei und von Erwürgtem und von Blut« (Apostelgeschichte 15:19-21). Die intravenöse Gabe von Blutprodukten wird in einer begrifflichen Analogie zur »intravenösen Ernährung« als Äquivalent des »Essens« angesehen. Orthodoxe Zeugen Jehovas gehen sogar so weit, auch die Herz-Lungen-Maschine abzulehnen, deren Prinzip darin besteht, Blut zu entnehmen und wieder zurückzuführen, meist eigenes, aber in bestimmten Fällen auch fremdes. Blut, das einmal den Körper verlassen hat, muss nach der Lehre der Zeugen Jehovas vernichtet werden. Geräte zur extrakorporalen Zirkulation sind höchstens dann akzeptabel, wenn stets ein geschlossener Kreislauf gewährleistet ist und keine fremden Blutbestandteile zugeführt werden. Das ist paradox und würde eigentlich bedeuten, dass man (orthodoxe) Zeugen Jehovas grundsätzlich nicht am offenen Herzen operieren kann.

Meine erste bittere Erfahrung mit den Konsequenzen religiöser Überzeugungen machte ich in den ersten Jahren in Berlin. Mich suchte eine Frau mit einem etwa zweijährigen Kind auf; es hatte einen angeborenen Herzfehler, der korrigiert werden musste. Als Zeugin Jehovas hatte die Mutter aber fremdes Blut und damit die Operation abgelehnt. Irgendwann erfuhr ich, dass ihr Kind später in Irland einem Eingriff unterzogen wurde – und dort starb.

Ich erinnerte mich in der Folge an meine Amerikaaufenthalte, in den USA waren Ärzte mit Methoden vorgeprescht, darunter Denton A. Cooley, um Patienten, die den Zeugen Jehovas angehörten, mit »blutlosen« Operationstechniken zu behandeln. Um im Falle des Falles darauf zurückgreifen zu können, machte ich mich damit vertraut. Das sprach sich bei den Zeugen Jehovas herum, und sie kamen aus zahlreichen Ländern nach Berlin gepilgert, weil sie wussten, dass wir im Herzzentrum diese Techniken einer »blutlosen« Chirurgie anwandten. Tatsächlich kann man gewisse Vorkehrungen treffen, um Bluttransfusionen zu vermeiden – zum einen, indem die Herz-Lungen-Maschine mit serumähnlichen Salzlösungen gefüllt wird anstelle von Blut, zum anderen mittels eines Verfahrens, bei dem man zu Beginn der Operation über beide Arme Blut in mehrere Konserven laufen lässt, die aber über Schläuche mit dem Kreislaufsystem in Verbindung bleiben. Zusätzlich ersetzt man das fehlende Volumen im Kreislauf durch Blutersatzstoffe. Diese gibt es wohl, aber nicht in allen Komponenten. Sie können zwar das Serum nachahmen, aber nicht das Blut in allen Funktionen. Vor allem existieren keine künstlichen Blutkörperchen. Eine Zeit lang hat man versucht, künstliche Sauerstoffträger als Blutersatz zu entwickeln, über Fluorverbindungen, die auch Sauerstoff binden können, aber das hat sich bisher nicht durchgesetzt.

Weiterhin kann man noch ein paar andere Tricks anwenden, zum Beispiel das Cell Saving, dabei wird jeder Tropfen Blut, der im Operationsfeld anfällt, entweder in der Herz-Lungen-Maschine oder über ein spezielles Gerät aufgefangen, um es dann wieder zurückzuführen. Man kann auch im Vorfeld über vier, fünf Wochen medikamentös den Anteil der Blutkörperchen erhöhen. Das ist allerdings nicht in allen Fällen anwendbar, da das Blut so einen höheren korpuskularen Anteil entwickelt und damit zu Thrombosen neigt. Im Ernstfall versuchte ich immer, die Angehörigen dazu zu bewegen, einer Blutgabe zuzustimmen – womit sie gegen ihre Glaubenssätze verstießen und in ihrer Gemeinde zu Abtrünnigen wurden. Ich musste mich dann zur Verschwiegenheit verpflichten, aber häufig war den Angehörigen das Leben ihrer Liebsten doch wichtiger.

Persönlich fand ich die Verweigerungshaltung unsinnig, aber jeder Glaube ist eine sehr persönliche Angelegenheit, und es kann nicht meine Aufgabe sein, Patienten von ihrem Glauben abzubringen. Man muss sich darauf einstellen, so wie ich das in Amerika gelernt hatte.

Doch selbst die »blutlose« Chirurgie hat ihre Grenzen. Einmal hatte ich einen Patienten, der ein künstliches Herz bekam, das auch gut funktionierte. Doch als er nach der Operation ständig blutete und Bluttransfusionen gebraucht hätte, lehnte er diese ostentativ ab. Er starb aus freien Stücken. Wir hatten alles unternommen, um ihn von der Notwendigkeit einer Transfusion zu überzeugen, aber bei ernsthaft gläubigen Zeugen Jehovas hat man da wenig Chancen. Trotzdem denke ich, dass es nicht richtig ist, Operationen bei Patienten, die den Zeugen Jehovas angehören, grundsätzlich abzulehnen, wie manche meiner Kollegen es tun. Nach dem Motto: »Wer so einem komischen Glauben anhängt, ist selbst schuld an seinem Schicksal.«

Andere ungewöhnliche Patienten waren für mich Sinti und Roma. Roma halten in ihren Großfamilien sehr zusammen, und schon zu Zeiten vor der heutigen digitalen Kommunikation war der Informationsfluss bei ihnen enorm. Immer wussten sie, wann welche Familienmitglieder in einer Klinik waren. Sie haben eine eigene Hierarchie, werden geführt von den Ältesten, diese nennen sie Baron oder König. Und wenn man einen von diesen Ältesten operierte, musste man sich darüber im Klaren sein, dass es nicht ganz ungefährlich ist. Ging da etwas nicht gut aus, sahen die anderen Mitglieder einer Großfamilie die Schuld allein beim Arzt. Und in ihren Reaktionen konnten sie schon sehr heftig sein.

Einmal operierte ich einen ihrer Ältesten, und schon vor und während des Eingriffs belagerten das Gelände des Herzzentrums geschätzt 700 schwarz gekleidete und dunkelhaarige Männer und Frauen, die auf Nachrichten warteten. Die OP ging nicht gut aus, der Mann war schwer krank gewesen, als er bei uns eingeliefert wurde, und er verstarb. Als die Roma-Frauen dann die Intensivschwestern angriffen und sie beschimpften, war das nicht akzeptabel, doch es blieb mir nichts anderes übrig, als dem Clan aus dem Weg zu gehen. Ich verließ die Klinik klammheimlich. Der Clan campierte mit seinen

Wohnwagen und vielen Mercedes-Limousinen auf dem großen Platz vor dem Olympiastadion, der auf dem Weg zu meinem Haus lag – ich machte auch einen großen Bogen um dieses Gelände. Eigentlich hatte ich ein recht gutes Verhältnis zu ihnen und konnte mit ihnen umgehen, aber in diesem Fall ging ich lieber auf Nummer sicher.

13 *Pumpen für Säuglinge*

Durch die Kooperation mit Berlin Heart konnten wir die erste Generation von Herzunterstützungspumpen implantieren. Das waren Pumpen, die von außen durch verhältnismäßig große Aggregate pneumatisch angetrieben wurden und mit dem Herzen über blutführende Kanülen verbunden waren, die vor dem Körper lagen. Das waren also die ersten Unterstützungspumpen, die wir bei der Behandlung von Patienten anwandten und die eine neue Ära eröffneten. Sie kamen zum Einsatz bei schweren Formen des Herzversagens, bei Patienten mit Herzmuskelerkrankungen (Myokarditis oder Kardiomyopathie) oder bei denen, die einen oder mehrere Herzinfarkte erlitten hatten, bei denen das gesamte Herz oder die linke Kammer, die stets am meisten betroffen ist, ihre Funktion nicht mehr ausüben, also nicht mehr genügend Blut transportieren konnten.

Warum aber wird die linke Herzkammer besonders in Mitleidenschaft gezogen? Die linke Kammer ist diejenige, die die überwiegende Arbeit bewältigen muss, die auch entsprechend dick ist und am meisten Energie verbraucht. Sie transportiert das Blut in die Hauptschlagader und dann in die Arterien, dabei muss sie das Blut gegen einen erheblichen Widerstand durch den ganzen Körper treiben. Dadurch entsteht dieser ziemlich hohe Energieverbrauch, dementsprechend ist sie am anfälligsten. Wenn sie versagt, sind Luftnot und Schockzustände die Folge. Die rechte Kammer, die eigentlich weniger Arbeit zu verrichten hat – der Widerstand im Lungenkreislauf ist sehr viel geringer –, kann natürlich auch versagen und ihre Aufgabe nicht mehr erfüllen. Erkennbar ist das daran, wenn der Patient große Stauprobleme in den Venen hat, dicke Beine sind die Folge und Wasseransammlungen im Bauch. Letztlich sind das die beiden Formen des Herzversagens, wobei das linke Herzversagen das bei weitem häufigste ist.

Aus diesem Grund begann man frühzeitig zu überlegen, wie man einem derartigen Versagen entgegentreten kann. Das künstliche Herz oder jene Unterstützungspumpen, die man zusätzlich zum natürlichen Herzen implantiert, boten eine Lösung. Die Pumpen entnehmen Blut aus dem linken Vorhof oder direkt aus der linken Kammer oder entsprechend aus dem rechten Vorhof oder der rechten Kammer, pumpen es dann in die Aorta (links) oder in die Lungenschlagader (rechts) zurück. Wir gewannen damit Zeit, unterstützten ein versagendes Herz oder das Herz nach einer Operation, wenn es nicht sofort ausreichend funktionierte. Nach Erholung des Herzens konnte man diesen Apparat wieder entfernen, das war ein Prozess von mehreren Tagen oder Wochen. Oder man benötigte die Pumpen länger, um später eine Transplantation durchzuführen, wenn es ein Spenderherz gab.

Parallel wurden Geräte entwickelt, die weniger aufwendig waren, weniger belastend und damit mehr Lebensqualität boten. Es ist keine große Freude für einen Patienten, wenn er mit zwei Pumpen vor dem Bauch umherlaufen muss, bei denen er zusehen kann, wie sich das Blut durch die durchsichtigen Hüllen bewegt, und sich womöglich sagt: »Das ist mein linkes Herz und das ist mein rechtes Herz.« Ohne Frage, das ist psychisch belastend. Das war auch einer der Gründe, warum wir schon frühzeitig, 1988, einen Psychosomatiker im Herzzentrum anstellten, es war die erste Institution dieser Art in Deutschland. Dieser Mediziner kümmerte sich nur um die Transplantierten und Kunstherz-Patienten, da diese beiden Gruppen die größten psychischen Probleme nach der Behandlung aufwiesen.

In den USA wurden dann neue Pumpen entwickelt, elektrisch betrieben, pulsierend wie das natürliche Herz, sie implantierte man mitsamt dem Motor in den Brustkorb. Das verursachte jedoch großen Lärm: klack, klack, klack, klack, klack, klack. Der Vorteil war, dass die Patienten nun mobil waren, nur außen mussten sie noch eine Batterie mit sich herumführen. Sie konnten aber nach Hause gehen und ein weitgehend normales Leben führen. Dennoch war es vorgekommen, dass ein Taxifahrer, bei dem ein solcher Patient einstieg, sich weigerte, ihn mitzunehmen, in der Annahme, er würde eine Bombe bei sich tragen. Es gab ebenso Patienten, die von der Polizei auf der Straße verhaftet wurden, weil die Geräusche zu auffällig waren. Auch hier dachte man, ein Terrorist sei unterwegs. Die Geräusche waren permanent, doch der Mensch gewöhnte sich daran. Es ist immer wieder faszinierend zu sehen, was für ein Adaptionsvermögen der Mensch hat, wie er sich an besondere Umstände anpasst und mit ihnen zurechtkommt. Störend waren die Geräusche für die Umgebung. Und jemand mit einer elektrischen Pumpe konnte nicht in ein Konzert gehen oder in die Kirche, das war dann doch wieder eine deutliche Einschränkung des Lebens.

Von den elektrischen Pumpen implantierten wir besonders in den Neunzigerjahren eine große Anzahl. Dabei machten wir die Erfahrung, dass sich nach monatelanger Unterstützung ein schwer krankes Herz, selbst bei einer Kardiomyopathie, einer Herzmuskelerkrankung, wieder vollständig erholen konnte. Immer hatte man das vermutet, aber bislang hatte man das nicht demonstrieren können. Im Herzzentrum hatten wir 1995 weltweit den ersten Fall, wo wir einem Patienten nach fünf Monaten Unterstützung die künstliche Pumpe wieder explantieren konnten. Das Herz, durch seine Erkrankung vergrößert, hatte sich völlig normalisiert, war auf eine übliche Größe geschrumpft. Und nachdem wir die Pumpe abgestellt hatten, zeigte sich, dass das Herz auch wieder normal funktionierte.

Es gab ein gewisses Risiko, und deswegen hatte ich zunächst gezögert, die Pumpe zu explantieren. Der Patient erlitt tatsächlich einen kleinen Schlaganfall, eine typische Komplikation von solchen Pumpen: In ihnen bilden sich Gerinnsel, die in den Kreislauf geschleudert werden und zum Beispiel im Gehirn einen Schlaganfall verursachen können. Der Patient lebte danach noch siebzehn Jahre mit seinem wieder normalen Herzen. Das war eine Sensation.

Ehrlicherweise muss ich anfügen, dass nur ein kleiner Anteil unter den schwer kranken Patienten eine solch komplette Erholung des Herzens erfährt. Noch heute weiß man nicht genau, warum diese stattfindet und welcher Patient sich erholt und welcher nicht. Man kann keine Vorhersagen treffen. Und man kann ebenfalls nicht einschätzen, ob die Erholung dauerhaft sein wird oder ob sich nach Monaten oder Jahren wieder ein Rezidiv bildet und ein Herzversagen erfolgt. Das ist nach wie vor Gegenstand der Forschung. Bislang gibt es keinen einzigen guten Hinweis darauf, wie man sich dem nähern könnte. Im Lauf der Jahre hatten wir jedenfalls über hundert solcher Erholungsfälle gehabt, mit Abstand die größte Zahl an einer einzigen Klinik. Den Patienten ging es danach unterschiedlich lange gut. 2018 traf ich einen Patienten, der dreiundzwanzig Jahre nach Explantation einer Pumpe gut lebte.

Der entscheidende Fortschritt kam 1998, als ich von Michael DeBakey kontaktiert wurde und er mir in Berlin eine Rotationspumpe vorstellte, die er zusammen mit der NASA in Houston entwickelt hatte. Das muss man sich so vorstellen: Bei diesem Pumpentyp wird das Blut nicht mehr Schlag für Schlag wie beim normalen Herz gepumpt, sondern mit einer schnell laufenden Turbine in einem kontinuierlichen Strom vorangetrieben. Lange Zeit hatte man geglaubt, dass das nicht möglich sei, in der Annahme, dies entspreche ja nicht der normalen Physiologie des Menschen. Aus Tierversuchen war aber bekannt, dass der Organismus eines Warmblüters mit einem solchen kontinuierlichen Fluss gut zurechtkommt, und DeBakey bot mir an, eine derartige Pumpe zum ersten Mal bei einem Menschen zu implantieren. In den USA war ihre Anwendung nicht zulässig, in Deutschland war dies zu diesem Zeitpunkt unter bestimmten Voraussetzungen möglich. Die Firma, die die Rotationspumpen herstellte, musste nur nachweisen, dass ausreichend Tierversuche mit den neuen Geräten gemacht, dass bestimmte Standards eingehalten worden waren und dass die Versuche erwiesen haben, dass die Pumpen solide waren und technisch funktionierten. Heute ist alles ein bisschen schwieriger geworden, aber damals hatten wir noch verhältnismäßig große Freiheiten.

Die Rotationspumpen waren erheblich kleiner als die elektrischen Pumpen, denn Letztere wogen gut ein Kilogramm und waren so umfangreich, dass sie eigentlich nur in den Brustkorb von größeren Männern passten. Einzig der männliche Brustkorb war meist in der Lage, eine elektrische Pumpe aufzunehmen. Michael DeBakeys Pumpe wog dagegen nur 90 Gramm, das war ein Unterschied, ein sehr großer sogar. Und sie war völlig lautlos. Implantierte man sie, sorgte sie für einen kontinuierlichen Fluss. Zwar konnte man den Blutdruck peripher nicht mehr an den Arterien wie üblich mit der Armmanschette messen, dem Riva-Rocci-Verfahren (der Italiener Scipione Riva-Rocci hatte erstmals das Blutdruckmessen mit einer Manschette beschrieben), denn es gab ja keinen Puls mehr. Den beständigen Fluss des Blutes konnte man nur mit Ultraschalldetektoren beobachten.

Ich fand das Verfahren sehr ungewöhnlich. Eine entscheidende Frage war für mich, welche Auswirkungen die Rotationspumpe auf unsere höheren menschlichen Fähigkeiten haben könnte – waren die mit ihr in Einklang zu bringen? Speziell dachte ich dabei an unsere Gehirnfunktionen – konnte es da nicht zu erheblichen Störungen kommen? War die Pumpe eventuell mit einem Gedächtnisverlust verbunden? Das konnte aber niemand klar beantworten, und insofern barg die Rotationspumpe Risiken.

Ich hatte dann einen Patienten nach einem Herzinfarkt, der von einer Intensivstation einer anderen Klinik kam und eine Herzunterstützungspumpe brauchte. Ihm implantierten wir zum ersten Mal die DeBakey-Pumpe, das war im November 1998. Den Patienten hatten wir aufgeklärt, ebenso die Angehörigen, alle hatten ihre Zustimmung gegeben. Die Rotationspumpe arbeitete völlig problemlos, die Kreislauffunktion war exzellent, und der Patient war auch normal wach geworden und wies keinerlei Störungszeichen auf. Leider starb der Mann Wochen später an einer Lungenentzündung, eine der häufigsten Komplikationen, mit der wir bis heute kämpfen.

Aber von dem Zeitpunkt an nahm der Anteil von Rotationspumpen ständig zu. Sie kommen heute meist aus den USA, die Staaten sind auf diesem Gebiet Marktführer. Sie sind weiter verbessert worden, über 90 Prozent aller Patienten, die eine Unterstützung benötigen, erhalten inzwischen eine Rotationspumpe, vor allem auch wegen der viel höheren Lebensqualität. Zwar muss der Patient immer noch eine Tragetasche mit sich herumführen, in der Akkus stecken, die er dann regelmäßig aufladen muss, aber damit ist fast ein normales Leben möglich. Schüler können ihr Abitur damit machen, Erwachsene ihren Beruf weiter ausüben. Aus dem ursprünglichen Pumpenkonzept – einer Überbrückung bis zur Transplantation – wurde eine Dauerimplantation. Selbst bei älteren Patienten, die nicht für eine Transplantation vorgesehen waren, konnte man mit einer Rotationspumpe das Leben um Jahre verlängern.

Transplantationen hatte man auf ein Alter von fünfundsechzig Jahren begrenzt, vereinzelte Patienten wurden noch mit siebzig transplantiert, aber in aller Regel waren sie erheblich jünger. Das hatte wesentlich mit der geringen Anzahl von Spenderorganen zu tun – und natürlich waren die Ergebnisse bei jüngeren Patienten deutlich besser als bei älteren. Es war so etwas wie eine Art Triage, ein Verfahren, um medizinische Hilfeleistungen zu priorisieren. Im Rahmen der Corona-Pandemie wurde das in der Anfangszeit heftig diskutiert: Wer wird noch beatmet, wenn es nicht genügend Beatmungsgeräte gibt? Dieser Entscheidungsprozess, dass einige Patienten eine Therapie bekommen und man diese bei anderen ablehnen muss, das ist bei Transplantationen schon seit vielen Jahren üblich. Auch in anderen Bereichen der Herzchirurgie praktiziert man eine solche Triage. Bei der Transplantation wurde also auf das Alter geachtet, und es wurden keine Patienten akzeptiert, die neben dem Herzversagen erhebliche zusätzliche Begleiterkrankungen hatten. Eine gewisse Selektion musste der Arzt betreiben, anders ging es nicht. Doch mit diesen künstlichen Pumpen waren uns plötzlich keine Grenzen mehr gesetzt. Kam ein Patient mit achtzig zu uns und war geistig völlig aktiv, wies keine schweren Erkrankungen auf und war auch willens, eine solche Prozedur durchzuziehen, sprach nichts dagegen, ihm eine Rotationspumpe einzusetzen, die ihm vielleicht noch fünf oder acht Jahre Leben schenkte.

Schwierig wird es bei Patienten, die geistig nicht mehr in der Lage sind, das doch etwas komplizierte System zu beherrschen. Der Patient muss nämlich selbst darauf achten, dass seine Batterien voll geladen sind, und er muss sie auch auswechseln können, kurz bevor sie nicht mehr ihren Dienst tun. Dass das nicht jeder kann, zeigte mir ein einst sehr aktiver Journalist, den ich schon ein paarmal operiert hatte, über einen Zeitraum von fünfzehn Jahren, Bypass und Herzwandaneurysma. Sein Herz war so geschädigt, dass am Ende nur noch eine künstliche Pumpe half. Als wir sie ihm implantierten, war er achtundsiebzig, und anfangs kam er bestens mit ihr zurecht. Zwei

Jahre später hörte seine Frau zu Hause, wie in dem Zimmer ihres Mannes ein Alarmsignal anging. Er hatte es nicht mehr geschafft, rechtzeitig die Pumpe mit einer neuen Batterie zu versehen. Er starb dann. Ein gewisser Selbstständigkeitsgrad der Patienten ist bei diesen Gerätschaften unbedingt erforderlich. Es wäre wünschenswert, dass derartige Systeme so sicher gemacht werden, dass solche Fehler nicht passieren können.

Rotationspumpen werden heute routinemäßig implantiert. Bei einer sachgerechten Behandlung können sie dauerhaft funktionieren. Um das zu gewährleisten, wurden spezielle Ambulanzen aufgemacht, wohin Patienten regelmäßig kommen, um die Technik ihrer Pumpe überprüfen zu lassen, und wo sie medizinisch von sachkundigen Ärzten betreut werden. Ein neuer Bereich der Medizin ist auf diese Weise entstanden, wenn man so will.

Zusammen mit Berlin Heart haben wir auch eine eigene Pumpe entwickelt, die technisch sehr fortschrittlich war, insofern als der Rotor, der den Blutfluss bewegt, nicht mehr auf Lagern aus Keramik oder Metall ruhte, stattdessen schwebte er in einem elektromagnetischen Feld. So findet überhaupt keine mechanische Reibung mehr statt, kein Abrieb, somit ist sie unbegrenzt haltbar. Die Incor genannte Pumpe wurde von uns erstmals im Juni 2002 eingesetzt: Holger Beckmann, ein einundvierzigjähriger Berliner, litt an einer schweren Herzmuskelerkrankung, einer dilatativen Kardiomyopathie, und wurde wegen akuten Herzversagens bei uns eingeliefert. Die Pumpe konnte sein natürliches Herz so weit entlasten, dass es sich fast vollständig erholte – die Pumpe wurde dann nach knapp sechs Monaten wieder explantiert. Leider wurde Incor 2019 wieder vom Markt genommen, aus wirtschaftlichen Gründen.

Ursprünglich waren die künstlichen Pumpen nur für die linke Seite konzipiert worden, hatte ein Patient zusätzlich zu dem Linksversagen noch ein Rechtsversagen, wurde es schwierig. In einem solchen Fall hätte man entweder auf eine extrakorporale Pumpe zusätzlich für die rechte Kammer zurückgreifen oder ein totales künstliches Herz implantieren müssen. Im Jahr 2009 wagte ich den Schritt, zum ersten Mal eine HeartWare-Pumpe auf der rechten Seite zu implantieren. Sie ist verhältnismäßig klein und kann sowohl links als auch rechts ventrikulär eingepflanzt werden, obwohl sie für die rechte Seite nicht konzipiert worden war. Doch mit kleinen Veränderungen an den Ausflusskanülen, die wir machten, funktionierte sie schließlich auch für die rechte Seite. Die deutschen Krankenkassen waren jedoch der Ansicht, das sei keine zugelassene Pumpe, und somit würden sie den Eingriff auch nicht bezahlen. Es bedurfte einer ganzen Reihe von Verfahren, auch vor Gericht, um diese Pumpe durchzusetzen, so dass auch die Kosten übernommen wurden. Doch mit diesen Dingen muss man rechnen, wenn man bereit ist, einen neuen Weg zu gehen. Und ich denke, dass diese Systeme, ihre Erstanwendung und ihre Verbreitung mit die größten Verdienste unserer Klinik sind. Fünfundzwanzig Jahre hatte es gedauert, von der Anwendung einer ersten künstlichen Pumpe zur Überbrückung zur Transplantation bis zum dauerhaften Einsatz. Diese Pumpen werden heute auch in Kliniken implantiert, die kein Transplantationsprogramm haben.

Das ursprüngliche Ziel der Kunstherzentwickler war in den Siebziger-, Achtzigerjahren gewesen, eine Alternative zur Transplantation zu entwickeln. Die Rotationspumpen, wenn man sie auf beiden Seiten implantieren kann, stellen heute eine dar. 2008 gründete ich ein europäisches Register für ventrikuläre Unterstützungssysteme und Kunstherzen mit dem Namen EUROMACS, in den USA war ein solches Register halb offiziell eingeführt worden, in Form von INTERMACS – und die Europäer wollten unbedingt auch so etwas haben. Sie konnten sich aber nicht einigen, unter wessen Federführung es laufen sollte beziehungsweise wem die Daten gehören sollten, die dabei generiert wurden. Das Ziel war, dass alle europäischen Kliniken, die sich daran beteiligen sollten, Daten in dieses Register eingeben, um so eine möglichst breite und große Datenfülle zur Verfügung zu haben.

Weil es diese Einigungsprobleme gab, verständigte ich mich mit Jan Gummert, der in Bad Oeynhausen das dortige nordrhein-westfälische Herzzentrum leitet. In diesem wurde mittlerweile die zweitgrößte Anzahl von solchen Ventricular Assist Devices in Deutschland und auf der Welt implantiert, nur knapp hinter uns. Gummert und ich hoben schließlich EUROMACS aus der Taufe, mit dem Hinweis, wer mitmachen wolle, sei herzlich willkommen, und wenn niemand mitmachen wolle, dann machen wir beide das alleine. Zusammen hatten wir so viele Fälle, dass wir leicht das Register füllen konnten. Das hatte dann aber doch zu einer großen Akzeptanz geführt, außer bei den Franzosen, die lieber ihr eigenes Ding machten. Ansonsten entwickelte sich EUROMACS zu einer wichtigen Institution, finanziert wurde sie von der Friede-Springer-Herzstiftung zur Unterstützung von medizinisch-wissenschaftlichen Projekten, von ihr erhielt ich 200 000 Euro. Damit konnten wir einen Geschäftsführer einstellen, einen Wissenschaftler, der den Auftrag hatte, durch die Länder zu reisen, Kliniken zu besuchen und dortige Ärzte einzuweisen, wie sie ihre Daten in unser Register einspeisen konnten.

Als sich EUROMACS etabliert hatte, wurde es von der Fachgesellschaft European Association of Cardiothoracic Surgery (EACTS) übernommen, sodass eine dauerhafte Finanzierung unseres Vorhabens, das in einem gewissen Maß dem europäischen Gemeinschaftswohl diente, gesichert ist. Die Institution umfasst inzwischen die meisten europäischen Länder und hat über 10 000 VAD-Fälle gesammelt, sodass damit wissenschaftliche Aussagen gemacht werden können. Weiterhin haben wir vereinbart, dass sich auch außereuropäische Länder daran beteiligen können. Inzwischen übermitteln uns Mediziner aus Sibirien und aus Japan ihre Daten.

Es gibt jedoch immer noch viele Menschen, die eine Transplantation bräuchten, aber die Aussicht, ein Organ zu bekommen, ist so gering, dass sie zwangsläufig zu Dauerkunstherzpatienten werden. Warten sie schon drei Jahre auf ein Herz und es kommt keins, hat sich der Patient meist so an die künstliche Pumpe gewöhnt, dass er auch mit ihr weiterleben kann.

Doch wie geht die Entwicklung weiter, wie sieht die Zukunft der Herzmedizin aus? Mein Freund Bruno Reichart, einst Herzchirurg am Klinikum Großhadern in München, dem 1983 die erste Herz-Lungen-Transplantation beim Menschen in Deutschland gelang, experimentiert im Rahmen einer Forschergruppe noch immer mit tierischen Herzen (und auch anderen tierischen Organen). In dieser Forschergemeinschaft haben sie spezielle Schweine gezüchtet, die menschliches Erbgut aufweisen. Sie setzen zum Beispiel Affen Organe von diesen Schweinen ein, wobei es um die Frage geht: Wie lange können diese Organe in einem menschennahen Organismus überleben? Bei diesen Versuchen hat sich gezeigt, die Tiere überleben dabei bis zu sechseinhalb Monate – und damit deutlich länger als jemals zuvor. Dieser Erfolg könnte die sogenannte Xenotransplantation als potenzielle Alternative zur herkömmlichen Organspende entscheidend voranbringen.

So fremd der Gedanke klingen mag, aber eigentlich ist er so alt wie die Herztransplantation selbst. Christiaan Barnard implantierte einmal einem Menschen das Herz eines Schafs. Zwei Jahre vor ihm setzte ein Chirurg in Jackson, Mississippi, einem sterbenden Menschen ein Affenherz ein. Die Idee, tierische Organe als Transplantate zu verwenden, gab es schon immer, aber war bis heute nicht realisierbar. Die immunologische

Barriere zwischen Tier und Mensch ist zu groß. Zudem gibt es auch noch eine Reihe von Bedenken, wie etwa die Übertragung von tierspezifischen Infektionen. Aus meiner Sicht wird die Entwicklung der Xenotransplantation noch eine geraume Zeit dauern, vielleicht zwanzig oder hundert Jahre, das vermag ich nicht vorauszusagen. Jedenfalls ist sie in nächster Zeit noch nicht verfügbar. Aber in nächster Zeit sterben Menschen, und man muss jetzt etwas tun, um sie am Leben zu erhalten, weshalb auch weiter an der Entwicklung künstlicher Herzen gearbeitet wird. Bislang wurden aber, bis auf wenige Ausnahmen, keine klinischen Versuche unternommen. Zuletzt implantierte der französische Herzchirurg Alain Carpentier einem Patienten eine Totalherzprothese, die er zusammen mit dem Technologiekonzern EADS entwickelte, der zur Airbus-Gruppe gehört. Diesem mit einer Biomembran überzogenen Kunstherzen sagt man nach, dass es wenig zur Thrombenbildung neigt und damit zu weniger Blutgerinnseln. Das war ja immer eine der Hauptkomplikationen bei künstlichen Herzen gewesen. In Astana, Kasachstan, und in Prag lebten Patienten erfolgreich ein Jahr lang mit der Prothese »Carmat« – bis zur Transplantation eines normalen Herzens. Aber ob es irgendwann für einen Dauereinsatz verfügbar sein wird, kann man noch nicht sagen. Man wird sehen, was daraus wird. Die künstlichen Unterstützungspumpen sind heute immerhin so ausgereift, dass sie wenig Komplikationen aufweisen und störungsunauffällig sind. Sie können mit gutem Gewissen implantiert werden und sind ein großer Schritt in die weitere Zukunft.

14 *Wenn Chirurgen sich weigern, mit Kathetern im Herzen zu operieren*

Treibende Kraft in der Herzmedizin war die operative Behandlung koronarer Herzerkrankungen, der Stenosen und Verschlüsse der Koronararterien, durch die Bypass-Operationen seit 1968 gewesen. Mitte der Siebzigerjahre entwickelte ein deutscher Kardiologe, der an der Medizinischen Poliklinik in Zürich arbeitete, Andreas Roland Grüntzig, eine Methode, die bahnbrechend war: Mittels eines Katheters ging er über die Leisten oder die Armarterien bis in die Hauptschlagader und dann in die Koronararterien hinein. An der Stelle der Verengung oder eines Verschlusses blies er einen Ballon auf, und mit diesem Ballon drückte er das Material der Enge in die Gefäßwand hinein. Er räumte auf diese Weise das angesammelte Arteriosklerosematerial, die Ablagerungen, schlicht zur Seite. Das nannte man dann Ballondilatation und wurde ein weltweit von Kardiologen rasch aufgegriffenes Verfahren, um ohne Bypass-Operation Patienten zu behandeln.

Am Anfang war das noch mit Gefahren verbunden, in Hannover hatte uns der Kardiologe, der so vorgehen wollte, vorab informiert: »Haltet doch bitte einen OP-Saal frei, für den Fall, dass etwas passiert.« Und passieren konnte ein Infarkt, Teile des Arteriosklerosematerials konnten die Koronararterie während der Durchführung vollständig verstopfen. Zwar geschah das nicht oft, aber dennoch regelmäßig. Noch in den ersten Jahren in Berlin riefen mich die Kardiologen an, wenn sie dabei waren, ein solches Verfahren durchzuführen, sodass wir uns auf einen eventuellen Notfall vorbereiteten. Aber dieses Risiko wurde von Jahr zu Jahr geringer, zumal die Kardiologen gelernt hatten, einen plötzlichen Verschluss der Koronararterie oder ein sonstiges Problem selbst zu handhaben.

Heute sagt kein Kardiologe mehr einem Chirurgen Bescheid, wenn er vorhat, eine Ballondilatation durchzuführen oder eine Stent-Implantation an den Koronararterien vorzunehmen. Stent-Implantationen waren nämlich die nächsten Neuerungen, stellte man doch fest, dass die erweiterten Koronararterien nicht unbedingt dauerhaft offen blieben, gern verschlossen sie sich wieder. Aufgrund dieser Erkenntnis wurde eine Methode eingeführt, dass man an der Stelle, an der man eine Ballondilatation gemacht hatte, ein kleines Röhrchen, einen sogenannten Stent, aus netzartig geflochtenem Metall einlegte und es dann an die Gefäßwand drückte. Das hatte die Sache deutlich verbessert, und heute ist das ein Standardverfahren, wobei die Stents alle möglichen Veränderungen durchgemacht haben. Entwickelt wurde die Methode von Ulrich Sigwart, der in Bad Oeynhausen arbeitete. Später ging er nach Lausanne und dann nach London.

Offene Herzoperationen wurden dadurch überflüssig, zunächst nur in bestimmten Fällen, später zunehmend in fast allen. Selbst in komplizierten Situationen, wenn jemand etwa mit einem Verschluss der Koronararterie in die Klinik gebracht wurde oder mit einem Infarkt, konnte man auf diese Weise die Koronararterie wieder eröffnen, selbst am linken Hauptstamm, was man zunächst nicht gewagt hatte. Das Koronarsystem hat ja zwei Hauptabgänge in der Aortenwurzel, wobei die linke Arterie sich nach einem kurzen Hauptstamm in zwei große Arterien teilt. Dieser linke Hauptstamm ist eine besonders gefährdete Stelle, denn wenn sie akut zugeht, bedingt das einen Herzinfarkt von enormer Größe. Die Muskulatur der linken Seite befindet sich nämlich zum größten Teil im Versorgungsgebiet dieses linken Hauptstamms. An der rechten Koronararterie ist das anders, hier bedeutet der Verschluss einen nicht so großen Infarkt.

Als die Kardiologen dann anfingen, auch den linken Hauptstamm mit Stents zu versorgen, kamen Widerstände vonseiten der Chirurgen, sie waren der Meinung, dass das, was die Kardiologen da nun wieder vorhätten, nicht gut gehen könne. Man sah jetzt eine zu große Konkurrenz. In der Folge wurden eine Vielzahl von Vergleichsstudien angestellt, letzten Endes kamen aber alle zu dem Ergebnis, dass beide Verfahren, sowohl das Stenting als auch die Operation, verhältnismäßig gleichwertig seien, was das Risiko betraf. Einzig bei Patienten mit schweren diffusen Sklerosen hatte sich gezeigt, dass ein operativer Eingriff eindeutig überlegen war, aber nur auf lange Sicht, wenn man die Patienten verfolgte und wiederholt untersuchte.

Wollte man von ihnen wissen, was sie denn lieber hätten, eine OP oder eine Kathetermaßnahme, antworteten die meisten: »Lieber die Kathetermethode.« Alle hatten Angst vor einer Operation, denn das hieß: Brustkorb aufsägen, Anschluss an eine Herz-Lungen-Maschine, drei, vier Tage auf der Intensivstation, insgesamt ein Krankenhausaufenthalt von zwei Wochen. Die Kathetermethode kommt dagegen in der Regel ohne längeren Krankenhausaufenthalt aus und kann auch bei vollem Bewusstsein des Patienten durchgeführt werden. Nur einige Patienten erklärten, ihnen sei die Operation lieber, da es ein bewährtes Verfahren sei, selbst wenn der Aufwand größer sei. Das Langzeitergebnis bei der Operation war ja besser. Die Kathetermethode – und alle noch folgenden »minimalinvasiven« Bemühungen und Verbesserungen – zielte darauf ab, mit weniger Trauma für den Patienten den größten Effekt zu bewirken.

Diese Phase habe ich von den Anfängen in den Siebzigerjahren in Hannover miterlebt, dann ihre Konsolidierung in Berlin. Zunehmend versorgten wir Patienten erst mit einer

Ballondilatation, dann mit Stents. Erst wenn beide Verfahren nicht griffen, operierten wir. Hatten wir einen solchen Patienten auf dem OP-Tisch, mit einem freigelegten Herzen für eine Bypass-Operation, und wir sahen, dass die Koronararterien mit Stents ausgekleidet waren und sich wie Stahlrohre anfühlten und man Mühe hatte, eine Stelle zu finden, wo man überhaupt noch einen Bypass anlegen konnte – kreierten wir für solche Patienten einen Terminus: »Full Metal Jacket«.

Wie bei allen medizinischen Dingen gab es auch hier Exzesse, Patienten, die siebzehnmal eine Katheterintervention durchmachen mussten, bevor sie schließlich beim Chirurgen landeten. Es war eine turbulente Zeit. Inzwischen ist das Gebiet Koronararterien weitgehend geklärt, wobei die Operateure natürlich traurig sind, weil sie einen großen Teil von ihren Patienten nicht mehr sehen, da die beim Kardiologen bleiben, der die Katheteruntersuchung gemacht hat. Bei einem Treffen mit einem befreundeten Chirurgen in den USA bedauerte dieser den Zustand, hatte aber für sich eine perfekte Lösung gefunden: »Als ich fast keine Patienten mehr zur Operation bekam, ging ich in ein Katheterlabor und habe alles gelernt. Heute mach ich alles selber, die Diagnostik, die Intervention und, wenn nötig, auch die Operation. Jetzt brauche ich keinen Kardiologen mehr.«

Wir im Herzzentrum hatten nie wenige Patienten, wir arbeiteten immer am Limit, was die Kapazität unserer Klinik betraf. Aber über die Zeit veränderte sich unser Spektrum, die reinen Koronaroperationen wurden weniger, dafür nahmen andere Eingriffe zu, etwa Herzklappenoperationen und Kombinationseingriffe. Der Rückgang der koronaren Eingriffe war natürlich evident in allen Kliniken, und einige, die sich in der Hochphase der koronaren Chirurgie, also in den späten Siebzigern und Achtzigern, schwerpunktmäßig auf Bypass-Operationen spezialisiert hatten, litten sehr – manche Krankenhäuser mussten schließen oder ihr Betätigungsfeld komplett verändern. Das betraf auch die berühmte Privatklinik Genolier, die ursprünglich mal als Vorbild für das Herzzentrum herhalten sollte, hier wurden dann Nierentransplantationen gemacht oder man wandte sich mehr der Gefäßchirurgie zu.

Die Anzahl der offenen Herzoperationen hatte Anfang der Neunzigerjahre ihren Höhepunkt erreicht, um die 100 000 waren es damals jährlich in Deutschland gewesen, seitdem sind diese Eingriffe sukzessive zurückgegangen, und zwar nicht nur an den Koronararterien, sondern ebenso in anderen Bereichen. Da wir am Herzzentrum immer bestrebt waren, die ganze Bandbreite an Behandlungen durchzuführen, nahmen wir uns auch der großen Arterien an, wie der Arteria carotis interna, die das Gehirn mit Blut versorgt. Die peripheren Arterien werden zwar von den Gefäßchirurgen für sich reklamiert, in vielen Fällen ist jedoch die Hauptschlagader mit betroffen und damit ist der Übergang zur Herzchirurgie gegeben. Da ich aber noch aus einer Generation stamme, wo ich alles hatte lernen können, neben der Herz- auch die Thorax- und die Gefäßchirurgie, wurden wir ein großes Zentrum für Aorteneingriffe, das umfasste den Ursprung der Aorta an der Aortenklappe am Herzen, dann den ganzen Weg entlang über den Aortenbogen und die absteigende Hauptschlagader über die Bauchaorta bis zu den Leistengefäßen. Operationen an der Aorta waren jedes Mal aufwendige Operationen gewesen, denn hatte jemand ein Aneurysma an der Aorta im Zwerchfellbereich, führte das zu einer Operation, die sowohl im Brustkorb als auch im Bauchraum stattfinden musste. Solche Eingriffe gingen meist über viele Stunden, manchmal bis zu zwölf und mehr, und damit der Patient das ohne Schaden überstehen konnte, hat man ihn häufig an die Herz-Lungen-Maschine nehmen müssen. Auch musste man den Patienten auf 10 bis 15 Grad Celsius abkühlen, quasi in einen künstlichen Winterschlaf versetzen. Bei einer solchen Temperatur kann man die Zirkulation und die Herz-Lungen-Maschine dann komplett abstellen und in einem blutfreien Gebiet operieren.

Das hört sich alles schrecklich an, aber das war ein mögliches Verfahren für derart große Eingriffe, die zwangsläufig wurden, wenn größere Teile der Hauptschlagader betroffen waren. Dabei war zu berücksichtigen, dass lebenswichtige Arterien von dort abgingen, wie zum Beispiel die zum Kopf führenden Arterien, die Arterien für die Leber, für den Magen, die beiden Nieren oder die Darmarterien, alles großkalibrige Arterien, die der Hauptschlagader entspringen und die man versorgen muss. Dann ersetzte man einen Teil der Hauptschlagader durch eine Prothese, jenen Teil, der womöglich enorm ausgeweitet war und zu platzen drohte, etwa bei einem Aneurysma oder dem Marfan-Syndrom (einer erblich bedingten Bindegewebsveränderung). Operationen dieser Art führten wir regelmäßig durch. Sie sind nicht so häufig, aber wenn man sich einen Namen darin gemacht hat, bekommt man entsprechende Fälle zugewiesen. Das waren aber auch Dinge, die mich persönlich sehr interessierten.

1992 hörte ich zum ersten Mal davon, dass jemand versucht hatte, ein Aneurysma in der Bauchaorta mit einer Kathetermethode zu behandeln, indem er den Katheter mit einer aufgerollten Gefäßprothese über die Leistenarterie in den unteren Teil der Aorta einführte, dann die Prothese entfaltete und somit das Aneurysma von innen abdichtete, sodass es nicht mehr platzen konnte. Dieses endovaskuläre Aortenersatzverfahren mithilfe von Stents wurde zunächst in den USA entwickelt, dann aber von einem Chirurgen aus Frankfurt, der sich dieses dort angeeignet hatte, nach Europa gebracht. Als ich davon las, schickte ich einen Mitarbeiter, Burkhart Zipfel, der gefäßchirurgisch vorgebildet war, zu Professor Wolf-Joachim Stelter, der inzwischen Chefarzt der Chirurgischen Klinik an den Städtischen

Kliniken Frankfurt am Main-Höchst war, um dieses Verfahren der Endo-Stentprothesen zu lernen.

Nach seiner Rückkehr fingen wir 1994 an, geeignete Patienten mit einer solchen Prothese zu versorgen, zuerst nur für die Bauchaorta, also unterhalb der Nierenarterien, später weiteten wir das aus auf die Aorta im Bereich des Brustkorbs und der absteigenden Aorta. Nach und nach wurde dieses Verfahren so verfeinert, dass wir zuletzt den Großteil der Hauptschlagader von innen her versorgen und Seitenäste zu den abgehenden Arterien legen konnten, etwa zu den Kopfgefäßen, und den großen Baucharterien. Bei den meisten derartigen Eingriffen wird heute eine solche Endoprothese verwendet, manchmal in Kombination mit einer offenen Operation: Dabei versorgt man zwar Teile der Hauptschlagader mit einer Endoprothese, andere Teile aber auch wieder offen. Bei diesen Hybrid-OPs werden also beide Methoden angewandt, was bedeutet: Für den Patienten ist es eine weniger eingreifende Operation.

Das Ganze war jedoch nur möglich durch ein bildgebendes Verfahren, eine Röntgenkontrolle, man musste ein Durchleuchtungsgerät haben, um den Weg des Katheters und der sich aufrollenden Prothese verfolgen und überprüfen zu können, mit Kontrastmittelinjektionen. Die Prothese sollte ja richtig liegen, und für diesen Zweck hatten wir im Operationssaal ein sogenanntes C-Bogen-System zur Verfügung, ein fahrbares Röntgen-Durchleuchtungsgerät, unter dem man diese OPs machen konnte. 2007 richteten wir dann einen eigenen Operationssaal für derartige Eingriffe ein, einen Hybrid-Operationssaal mit einem Tisch, auf dem man sowohl operieren als auch die Röntgen-Durchleuchtungsvorgänge verfolgen konnte.

Bevor ich 2014 in den Ruhestand ging, statteten wir noch einen zweiten Operationssaal auf diese Weise aus, wieder mit einer Röntgenanlage in zwei Ebenen, wie in einem Katheterlabor, wo man das Herz oder die Herzgefäße oder andere

Strukturen gleichzeitig von zwei Seiten betrachten kann. Das sind verhältnismäßig komplexe Anlagen, aber sie sind heute Standard in einem fortschrittlichen Zentrum. Sie haben es auch ermöglicht, zum Beispiel Aortenklappen zu implantieren. Bei diesem Verfahren, das 2002 eingeführt worden war und das wir seit 2006 konsequent weiterentwickelten, führt man einen Katheter über die freigelegte Herzspitze in die linke Kammer ein, und über den Katheter kann man dann eine aufgerollte Herzklappe bis in Höhe der Aortenklappe vorschieben. Hier wird die Klappe entfaltet, und sie kann ohne eine große Schnittoperation direkt in den Ausflusstrakt der linken Kammer eingebracht werden. Einzig muss man einen kleinen Schnitt auf der linken Seite des Brustkorbs machen und über diesen die Spitze des schlagenden Herzens freilegen. Ich selbst hatte das zu Beginn falsch eingeschätzt, wie ich heute zugeben muss. 2003 war ich eingeladen worden, im Deutschen Museum in München eine Ausstellung über Medizintechnik mit zu eröffnen, zusammen mit Edelgard Bulmahn, der damaligen Bundeswissenschaftsministerin. Sie hielt eine kleine Rede, ich hielt eine kleine Rede, und anschließend gingen wir zusammen durch die Ausstellung. Dabei fragte mich die Ministerin:

»Man hört ja immer wieder, dass jetzt Herzklappen über Katheter eingeführt und direkt vor Ort verankert werden. Was halten Sie von dem Verfahren?«

Strikt antwortete ich: »Davon halte ich gar nichts, die Herzklappen können so gar nicht fest sitzen.« Ich hatte in Erinnerung, dass Mitte der Siebzigerjahre ein Chirurg in Pittsburgh, George Magovern, einmal etwas Ähnliches versucht hatte, mit einer Aortenklappe, die mit kleinen Drahtklammern in das Gewebe festgehakt wurde und nicht wie üblich mit einzelnen festen Nähten. Sein Unterfangen geriet zu einem Desaster, weil all diese Klappen nicht hielten. Deshalb war ich überzeugt, dass dieses Verfahren nicht funktionieren konnte. Aber ich musste mich eines Besseren belehren lassen. Die über Katheter eingebrachten Klappen hielten tatsächlich fest, manchmal gab es vielleicht ein kleines Leck neben der Klappe. Ich konnte das Verfahren vor allem bei Patienten anwenden, für die eine reguläre Herzklappenoperation zu risikoreich gewesen wäre, mithin bei sehr alten Patienten oder bei denen, die noch viele andere Erkrankungen hatten. Es hatte sich gezeigt, dass die Patienten mit diesem TAVI (Transcatheter Aortic Valve Implantation) den Eingriff sehr viel besser überstehen als mit einer regulären Schnittoperation, zumal er auch deutlich kürzer war.

Eine neunundneunzigjährige Frau aus Berlin-Neukölln, bei der wir eine solche TAVI vornahmen, saß ein paar Wochen nach der Operation bei mir in meinem Büro und sagte: »Ich bin so glücklich mit der OP. Ich kann die drei Stockwerke zu meiner Wohnung wieder hinauflaufen, ohne stehen bleiben zu müssen.« Einen Vorbehalt hatte ich dennoch bei diesen Klappen, es waren biologische Klappen, sie bestanden aus tierischem Gewebe, und aus der herkömmlichen Klappenchirurgie war bekannt, dass biologische Gewebe nicht unbegrenzt halten. Für diese Klappen benutzte man Aortenklappen von Schweinen oder das Herzbeutelgewebe von Kälbern, und im Durchschnitt müssen sie nach fünfzehn Jahren ausgetauscht werden, weil der menschliche Körper das biologische Material so angegriffen hatte, dass es nicht mehr funktionstüchtig war. Folglich wartete ich immer darauf, dass die Klappen auch degenerierten. Bis heute hat sich meine Vermutung aber nicht bewahrheitet. Die Fälle, bei denen eine Degeneration der Klappe auftrat, waren äußerst selten. Diese Klappen erfüllten also durchweg die Erwartungen, die man in sie gesetzt hatte.

Der nächste Streitpunkt – er ging hauptsächlich von den Krankenkassen aus – war dann der: Wer darf eine solche TAVI-Prozedur haben? Klar, denn sie waren im Gegensatz zu den regulären Klappeneingriffen mit einer offenen Herzoperation wesentlich teurer. Die Krankenkassen wollten eine Begründung dafür haben, warum es denn eine TAVI sein sollte. Um ihnen Genüge zu tun, konzentrierten wir uns auf Patienten, die älter als siebzig waren oder polymorbid, also an mehreren Krankheiten litten. Aber mehr und mehr Patienten hatten von diesen neuartigen Klappen gehört und im Zweifelsfall darauf bestanden, dass auch sie eine solche Katheterklappe bekamen und keine Schnitt-OP. Das war verständlich, aber da es für mich noch diese Ungewissheit gab, wie lange diese Klappen halten würden, wies ich darauf hin, dass man erst den Beweis abwarten müsse, dass sie die bessere Variante seien.

Als dieser Schritt mit der TAVI-Prozedur gemacht war, war es nur zwangsläufig, dass man all dies über die Leistenarterie einbringen konnte, ohne jegliche Operation, selbst ohne den kleinen Schnitt über die Herzspitze. Heute ist es so, dass die meisten TAVI über diesen Weg erfolgen, und die ersten Kardiologen, die das machten, hatten ebenfalls immer einen Chirurgen mit einer Herz-Lungen-Maschine dabei, falls etwas passierte. So konnte die Aortenwurzel platzen oder eine Koronararterie durch das Implantat verlegt werden. Hauptpropagandist dieses Verfahrens in Deutschland war Professor Eberhard Grube aus dem Klinikum Siegburg. Grube prophezeite: »Erst stand der Chirurg mit der Herz-Lungen-Maschine neben dem Kardiologen, dann ging es auch ohne die Maschine, und jetzt ist der Chirurg auch nicht mehr da.« So war es tatsächlich gekommen.

Damit kein Wildwuchs bei den Implantationen entstand, legte das Bundesgesundheitsministerium in einer Kommission fest, dass solche Endo-Klappen-Eingriffe nur dort stattfinden durften, wo in den Kliniken auch eine aktive Herzchirurgie vorhanden war – das limitierte die Anzahl der Kardiologen, die das ausüben konnten, doch stark. Noch heute laufen sie dagegen Sturm. Sie wollen das Verfahren überall anwenden können, auch ohne einen Chirurgen in der Nähe, der im Notfall korrigieren müsste. Doch wenn etwas wirklich Schlimmes beim Einbringen der Prothese passiert, etwa ein Einreißen der Aortenwurzel, ist ein tödlicher Verlauf nicht aufzuhalten – so jedenfalls eine wissenschaftliche Studie. Auch ein Chirurg könnte da nichts mehr ausrichten.

Die Entwicklung solcher minimalinvasiver Verfahren ist nach wie vor im Gange, mittlerweile hat man sich auch auf andere Klappen gestürzt, beispielsweise auf die vor der Lungenschlagader. Hierbei stößt man über die großen Venen und über den rechten Vorhof zur Lungenschlagader vor, so erforscht und praktiziert von dem Kinderkardiologen Professor Philipp Bonhoeffer, der am Great Ormond Street Hospital for Children in London tätig ist. Man hat sich auch an die Mitralklappe gewagt, jener Klappe zwischen dem linken Vorhof und der linken Kammer, und fügt mit Clips (MitraClip) die beiden Segel der Mitralklappe zusammen. An einer undichten Mitralklappe, wie sie häufig bei älteren Patienten und bei welchen mit koronarer Herzkrankheit auftritt, kann man mit diesen Clips die Undichtigkeiten beseitigen.

MitraClip und TAVI haben wir im Herzzentrum erstmals in der Chirurgie eingesetzt, wobei Semih Buz und Miralem Pasic sich besondere Verdienste erworben haben und auch andere chirurgische Oberärzte haben sich in diesen Verfahren bewährt. Im Team ist bis heute immer auch ein Kardiologe beteiligt. Meine Chefarztkollegen jammerten häufig: »Die Kardiologen machen alles auf unserem chirurgischen Gebiet«, aber ich konnte ihnen nur den Rat geben, es wie mein Freund in Amerika zu machen und die Kathetertechniken mit in die Ausbildung aufzunehmen. Meine chirurgischen Oberärzte waren das Musterbeispiel, dass auch sie die Katheterbereiche beherrschten.

In Cottbus hielt ich einmal auf einer Konferenz einen Vortrag mit dem Titel »Brauchen wir in der Zukunft einen Herzarzt, der alles kann?«. Da ich dieses Thema für äußerst wichtig hielt, bereitete ich mich intensiv vor und ließ eine Menge an Schaubildern erstellen. Den Vortrag sollte ich abends im Tagungssaal eines Hotels halten. An diesem Abend wurde im Fernsehen aber ein Fußballspiel der Europameisterschaft übertragen, die damals in der Ukraine und in Polen stattfand. Und alle wollten natürlich das Fußballspiel sehen und keinen langen Vortrag von mir hören. Das gaben sie mir auch deutlich zu verstehen.

»Können wir die Sache nicht ein wenig abkürzen?«, wurde ich mehrmals angesprochen.

»Okay«, sagte ich, »ich zeige euch nur ein einziges Schaubild!«

Auf diesem stand: »Für den Herzarzt der Zukunft braucht ein Kardiologe seine kardiologische Ausbildung und dazu noch eine etwa zehnjährige herzchirurgische Ausbildung. Und ist der Herzarzt ein Chirurg, braucht er neben seiner herzchirurgischen Ausbildung noch ein Jahr Erfahrung im Katheterlabor.« Alle Konferenzteilnehmer schwiegen, als sie das Schaubild lasen, nachdenklich sahen sie mich an, einige stimmten mir zaghaft zu. Aber dann obsiegte doch der Wunsch, das Fußballspiel zu sehen.

An der Johns Hopkins University in den USA wird inzwischen ein Studiengang über »Surgical Cardiology« angeboten, der beide Disziplinen, die des Chirurgen und die des Kardiologen, zusammenfasst. Das ist etwas, was ich für die Zukunft der Herzchirurgie absolut befürworten würde. Die Übernahme von klassischen Operationen durch Kathetertechniken ist etwas Unausweichliches, und weil Patienten die geringere Belastung bevorzugen, ist es allein deshalb sinnvoll, sich auf eine solche Mischausbildung zu konzentrieren. Die Gefäßchirurgen hatten von Anfang an die Kathetertechniken angewandt, aber die Herzchirurgen hatten diese Methoden verschlafen. Als die Ballondilatation von Grüntzig aufkam, hielt ich mich einmal in Stanford auf. Als ich mich mit einem führenden Herzchirurgen darüber unterhielt, was er denn von dieser neuen Technik halte, sagte er: »I think it stinks.« Es war eine abfällige Attitüde, in der Annahme, das sei eine Schnapsidee der Kardiologen, die bald wieder verschwinden würde, weil die Komplikationen zu groß seien. Und so zog dieses spannende Gebiet an der Herzchirurgie vorbei.

15 *Laser, Roboter und andere Irrwege*

Methoden kommen und gehen, Methoden werden an einen herangetragen, man akzeptiert sie, und dann sieht man, dass es doch nicht so funktioniert, wie man sich das vorgestellt hatte. Wenn ich die Jahre meines Berufslebens Revue passieren lasse, kann ich nur feststellen: In den medizinischen Techniken hat sich so viel verändert, in der Anwendung, aber auch in den Ansichten und Gepflogenheiten. Die Art von Medizin, die noch vor dreißig Jahren gemacht wurde, ist kaum vergleichbar mit der von heute. Die positiven Entwicklungen habe ich geschildert, aber wir sind – aus meiner persönlichen Sicht – auch Irrwege gegangen, Wege, die wir wieder verlassen haben.

Einer von den Irrwegen, bei denen wir initial stark beteiligt waren – wir zählten zu den Ersten in Deutschland, die das Verfahren angewandt hatten –, betrifft die transmyokardiale Laserrevaskularisation (TMLR). Bei Patienten, die einen durch Arteriosklerose minderdurchbluteten Herzmuskel haben, wird dann die Blutzufuhr nicht über die Koronararterien bewerkstelligt, sondern über Kanäle, vom Innenraum der linken Kammer her. Das Blut lässt man so direkt von dieser Herzkammer aus in den Herzmuskel strömen. Diese Art von Durchblutung des Herzens ist möglich, man kann es in der Natur beobachten, etwa bei wechselwarmen Tieren, bei Amphibien. Sie besitzen sogenannte sinusoidale Spalten, Hohlräume im Herzmuskel, über die das Blut in der linken Herzkammer direkt in den Herzmuskel einströmen kann. Also nicht über die Koronararterien – Koronararterien sind ja kleinere Arterien, die an der Oberfläche des Herzens entlanglaufen, von der Aorta kommend, und dann mit immer kleiner werdenden Ästen in den Herzmuskel eindringen. Die sinusoidalen Hohlräume allerdings sind unmittelbare Verbindungen vom Innenraum der linken Kammer zum Herzmuskel. Sie spielen bei Warmblütern und beim Menschen keine nachweisbare Rolle.

Aber es gab Versuche des indischen Chirurgen Prafulla Kumar Sen in Mumbay – er hatte damit experimentiert, diese offenbar bedeutungslosen sinusoidalen Räume zu nutzen, um so eine bessere Durchblutung des Herzmuskels zu erzielen. Er bohrte in den Herzmuskel von innen her Kanäle, damit das Blut vom Innenraum der linken Kammer in den Herzmuskel einströmen konnte. Diese Idee geisterte lange in der wissenschaftlichen chirurgischen Welt umher, schließlich wurde sie von einer US-amerikanischen Firma aufgegriffen. Sie entwickelte ein System, bei dem man mit einem Laserstrahl einen Kanal durch den Herzmuskel bohren konnte, über den von innen her Blut in den Herzmuskel einströmte. Bei diesem Verfahren war vorgesehen, dass man sechzig, siebzig oder noch mehr Kanäle durch die Wand der linken Kammer rund um das Herz bohrte.

Die Idee war genial und hatte auch etwas für sich, denn es gibt ja solche obskuren Verbindungen, solche Spalten; sie existieren im menschlichen Herzen und können unter bestimmten Bedingungen Blut fördern. In den Fünfziger- und Sechzigerjahren löste ein kanadischer Chirurg namens Arthur M. Vineberg eine Schlagader, die an der Innenseite der Brustwand entlangläuft, die Arteria mammaria, aus der Wand heraus, beließ sie aber mit ihrer Verbindung, mit der Hauptschlagader, durchblutet. Dann hatte Vineberg stumpf mit einem Instrument einen Kanal längs durch den Herzmuskel gebohrt und die Arterie mit den blutenden Seitenästen in den Herzmuskel eingezogen. Das klingt ein bisschen dramatisch, man könnte sich vorstellen, dass in der Herzgegend riesige Hämatome entstehen, wenn die Seitenäste frei ins Gewebe bluten. Aber dem war nicht so.

Im Herzzentrum erschien eines Tages ein Patient, bei dem vor etlichen Jahren eine Vineberg-Operation durchgeführt worden war. Er kam mit Beschwerden wie bei einer koronaren Herzerkrankung, und wir sahen bei der Katheteruntersuchung, als der Kardiologe Kontrastmittel in die Hauptschlagader eingespritzt hatte und sich die Arteria mammaria darstellte, dass diese im Herzmuskel irgendwo stumpf endete und das Blut über diverse Seitenkanäle in den Herzmuskel floss. Es sammelte sich nach einiger Zeit quasi von rückwärts in einer normalen Koronararterie an. Wir konnten uns gar nicht lösen von diesem Anblick, es war faszinierend.

Die TMLR basierte auf derselben Annahme, dass also solche Spalten existieren, über die das Blut in den Herzmuskel kommt und sich dort verbreitet. Nur nahm man jetzt keinen »Bohrer«, sondern ein Lasergerät, um Kanäle durch den Herzmuskel zu schießen. Dieser Laser war zunächst in einigen europäischen Ländern zugelassen, nicht jedoch in Deutschland, aber in der Schweiz. In Kreuzlingen, in der Nachbarschaft von Konstanz, arbeitete ein deutscher Chirurg, Dierk Maass, der diese Laserbehandlung praktizierte. Ungeduldig wartete ich darauf, dass das Gerät in Deutschland zugelassen wurde, ich hatte schon Patienten, bei denen ich es anwenden wollte. Es waren solche, die eine Bypass-Operation gehabt hatten, bei denen die Bypässe verschlossen waren, oder welche, bei denen man keine Ballondilatation machen konnte, weil die Koronararterien zu klein waren. Auf jeden Fall waren es Patienten mit erheblichen Angina-pectoris-Beschwerden, denen man ansonsten nicht zu helfen vermochte, die bei der geringsten Belastung heftige Schmerzen hatten und denen man nur Schmerzmittel verabreichen konnte. Diese Patienten hatte ich allmählich gesammelt, und als ich dann das Gerät endlich hatte, behandelte ich nacheinander mehrere von ihnen, sozusagen in Serie.

Die Operation verlief so, dass ich den Brustkorb auf der linken Seite öffnete und das schlagende Herz freilegte, danach schoss ich mit einem Lasershot ganz feine Kanäle von der Oberfläche des Herzens in die Kammer hinein. Es blutete immer ein kleines bisschen, aber wurde eine Kompresse daraufgelegt, hörten die Blutungen auf. Ich erinnere noch eine Patientin, eine Frau in den späten Vierzigern, die schon zwei Koronaroperationen gehabt hatte, und jedes Mal waren die Bypässe verhältnismäßig schnell wieder zugegangen. Sie hatte eine massive Angina pectoris, lag fast nur noch im Bett an einer Infusion mit einem Nitroglyzerinpräparat, das ihr die Schmerzen wegnahm. Aber wenn sie ein paar Schritte laufen wollte, kamen diese wieder. Die Frau war unsere erste Patientin, bei der wir 1994 die neue Technik ausprobierten. Die Operation verlief gut, die Patientin erholte sich und konnte wieder nach Hause, konnte wieder ihren Alltag bewältigen und musste nicht dauernd mehr im Bett liegen.

Doch blieb zu klären: Wie bedeutsam war eigentlich dieses Verfahren fürs Herz? Denn bei keiner einzigen Laseroperation konnten wir nachweisen, dass sich die Durchblutung effektiv verbessert hatte. Mit den üblichen Messmethoden, die uns damals zur Verfügung standen, war das nicht möglich. Und auch die Funktion der linken Kammer, die durch die Mangeldurchblutung eingeschränkt war, hatte sich nicht nachweisbar gesteigert. Trotzdem waren die Patienten hinterher in aller Regel beschwerdefrei. Hatten die Nerven des Herzens etwas damit zu tun? Wurden Empfindungen unterbrochen? Es war und blieb ein unerklärliches Phänomen. Für die Patienten war es jedoch ein großer Gewinn.

Ein paar Wochen, nachdem ich die Patientin operiert hatte, besuchte ich ein klassisches Konzert in der Berliner Waldbühne.

Die Freilichtbühne ist als eine steil aufragende Halbarena konzipiert, ziemlich steil sogar, mit vielen Stufen. Plötzlich sah ich, als ich mich so umschaute, die von mir operierte Frau mit ihrer Tochter. Und als auch sie mich entdeckte, kam sie freudestrahlend zu mir heruntergelaufen, um mich zu begrüßen. Na gut, dachte ich, runter geht es leichter als hinauf. Und als sie wieder zurück zu ihrer Tochter wollte, war ich gespannt, ob sie auch so gut nach oben sprinten würde, das Steigen von Treppen bedeutet ja eine größere Belastung. Aber ganz offensichtlich lief sie schmerzfrei wieder an ihren Platz zurück. Für mich war das ein eindrucksvolles Erlebnis, da ich ja wusste, wie stark die Symptome der Frau vorher gewesen waren. Zwei Jahre später wurde sie erneut im Herzzentrum aufgenommen, wieder hatte sie eine Angina pectoris. Nochmals laserten wir sie, abermals war sie beschwerdefrei für einige Jahre. Danach verlor ich sie jedoch aus den Augen und kann über den weiteren Verlauf ihrer Erkrankung nichts mehr sagen.

Das Lasern war eine Methode, deren Wirkung selbst nach Jahren nicht erklärt werden konnte, zumindest hatte sie einen positiven Effekt auf die Patienten. Einer meinte, nicht zu Unrecht, sie sei wohl eine etwas teure Nitroglyzerinpille. Doch die Fälle, die uns für diese Behandlung zugewiesen wurden, wurden im Lauf der Jahre immer weniger. Zum Schluss war das Lasern nur noch eine gelegentlich durchgeführte Maßnahme. 2014, in meinem letzten Jahr am Herzzentrum, benutzten wir das Gerät nur ein einziges Mal. Es gibt immer noch Patienten, bei denen man keine andere Behandlung zur Verfügung hat als diese, auch wenn sie wissenschaftlich nicht erklärt ist. Die offenen Fragen stehen nach wie vor im Raum. Ob wir jemals alle geheimnisvollen Dinge am Herzen klären werden, bleibt abzuwarten. Mein über fünfzigjähriges Berufsleben hat dafür nicht ausgereicht.

Der andere Irrweg betrifft die Roboterchirurgie. Im Grunde

werden bei ihr keine wirklichen Roboter eingesetzt, sondern nur komplizierte Instrumente. Nichts erledigen diese selbstständig, sondern sie werden vom Chirurgen und seinen Befehlen gelenkt. Sämtliche Maßnahmen, die der Roboter ausführt, verursacht der Operateur mit seinen Fingern – der Witz dabei ist nur, dass dieser zu Hause auf dem Sofa sitzen kann, wenn er operiert. Hat er seine Konsole bei sich, kann er an einem beliebigen Ort in der Nähe oder Ferne einen Eingriff durchführen. Für diesen Zweck mussten wir einen Operationssaal umbauen, indem wir einen Raum speziell für den Operateur einrichteten, in dem er wie in einem Schaltraum außerhalb des OP-Saals sitzt und durch eine Glasscheibe schaut, was der Roboter so treibt. Im Operationsbereich stand Pflegepersonal neben dem Patienten und dem »Roboter«, es hatte aufzupassen, dass die geführten Instrumente keinen Unfug machten und alles glatt verlief.

Die Idee einer Roboterchirurgie stammte ursprünglich aus den USA. Als die Amerikaner in Vietnam mit vielen im Dschungel verwundeten Soldaten konfrontiert waren, erkannten sie: Man würde in irgendwelchen Feldlazaretten nicht immer die Fähigkeiten und die Erfahrung eines guten Chirurgen zur Verfügung haben, um die Jungs zu versorgen, aber ein solcher könnte doch von überall über Funk ein Robotergerät bedienen. Das war einleuchtend, aber dann war der Krieg zu Ende, und es gab keinen weiteren Bedarf für die Fortführung dieser Idee. Doch die Firma, die in Kalifornien angesiedelt ist und sich mit Roboterchirurgie beschäftigt hatte, entwickelte in den Neunzigerjahren einen Roboter mit dem Namen Da Vinci. Wenn man ihn einsetzen wollte, war das immens aufwendig. Mithilfe einer Konsole bewegte der Chirurg die Arme von Da Vinci, und über eine Kamera hatte er einen Überblick über das, was die Hände beziehungsweise Arme des Roboters machten.

So gelang es zum Beispiel, die Mammaria-Arterie millimetergenau und ohne viel Blut von der Brustwand zu lösen und ihre Seitenäste zu klippen. Diese Arterie wurde dann an eine Koronararterie angeschlossen. Die Schritte konnten alle mit Da Vinci am schlagenden Herzen gemacht werden.

Die Frage lag auf der Hand: Fand ein Operateur das robotergetriebene Verfahren besser als das herkömmliche? Er sieht zwar, was er macht, oder er sieht, was seine Arbeitsarme machen, aber er hat kein Gefühl, kann sich nicht auf die Qualität seiner Fingerkuppen verlassen, mit denen er auf dem Herzen Strukturen ertasten kann. Er muss lernen, quasi mit den Augen zu fühlen. Das ist ein reichlich komplizierter, im Kopf zu bewerkstelligender Vorgang.

Als der Operationssaal entsprechend umgebaut war, fingen wir mit einigen äußerst geschickten Oberärzten an, Patienten mit dem Roboter zu operieren. Manchmal mussten wir mit der konventionellen Methode fortfahren, am Ende doch den Brustkorb aufmachen und die angefangene Roboter-OP mit einer offenen Operation beenden. Einige Eingriffe gelangen mit dem Computer hervorragend, sie dauerten aber oft viel länger als normale Operationen. Das hatte auch damit zu tun, dass die Technik mit einer deutlichen Unsicherheit verbunden war – und hin und wieder konnten wir mit Da Vinci auch nicht das erreichen, was wir beabsichtigten. In diesen Fällen mussten wir ebenfalls auf eine reguläre Operation umsteigen. Und das kam nicht so selten vor. Von der Länge der Narkose merkte der Patient zwar nichts, aber wenn plötzlich die Operation umgeplant werden muss, liegt darin immer eine Gefahr. Dazu musste bedacht werden, dass diese Roboterarme höchstens fünfzehnmal benutzt werden konnten, dann musste man sie erneuern – und sie waren ziemlich teuer.

Irgendwann unterzog ich diese Technik einer kritischen Analyse und kam zu dem Ergebnis: »Lohnt sich nicht. Weder für den Chirurgen noch für den Patienten. Der Chirurg, der mit seinem Auge an einer Koronararterie operiert, ist nicht besser als einer, der direkt mit seiner Hand näht.« Ich sah keinen Gewinn darin. Wir gaben dieses Verfahren auf, und zwar genau zu einer Zeit, als Bauchchirurgen aus der Charité Interesse an Da Vinci gefunden hatten. Erst vermieteten wir den Roboter an die Charité, schließlich verkauften wir ihn ihr. Unser Verwaltungsdirektor hielt das für das beste Geschäft, was wir machen konnten.

Die Roboterchirurgie hat letztlich nur einen Vorteil: Es ist eine sehr spektakuläre Methode, eine, die vor allem für die Öffentlichkeit entwickelt worden war. Auf einem Kongress in den USA hörte ich einen Vortrag, wo dieses Verfahren eindringlich vorgestellt und empfohlen wurde. Hinterher wurde das Auditorium gefragt, was es denn von der Methode halte, und die am häufigsten gegebene Antwort war: »It's an advertisement tool.« Und genau das war es auch, ein Werbeinstrument. Im Herzzentrum veranstalteten wir jedes Jahr einen Tag der offenen Tür, an dem wir viele Bereiche, die normalerweise nicht für die Öffentlichkeit zugänglich sind, so präparierten, dass man sie besichtigen konnte, darunter Operationssäle und Intensivstationen. Oder wir stellten neue Geräte vor, und mit weitem Abstand war die größte Attraktion der Roboter. »Oh, bei denen operiert ein Roboter!«

Roboterchirurgie ist bis heute in den Staaten ein viel beachtetes Verfahren, erstaunlich, da man annehmen könnte, hier würden kritische und wirtschaftlich denkende Ärzte arbeiten. Offensichtlich ist aber der Konkurrenzkampf einzelner Kliniken so groß, dass ihnen jedes Mittel recht ist, um sich hervorzuheben und andere auszustechen. In Deutschland verwendet mittlerweile kein Mensch mehr Roboter in der Herzchirurgie. Es werden dadurch keine Komplikationen vermieden, es geht nicht schneller, und billiger ist es erst recht nicht. Im Gegenteil. Ich war jedenfalls froh, als wir das Ding los waren. Heute verwenden hauptsächlich Urologen und Lungenchirurgen den Roboter. Aber ich fürchte, dass die Imagepflege dabei weiterhin eine große Rolle spielt. Spricht auf Kongressen immer noch jemand euphorisch von Robotern, bin ich jetzt derjenige, der aufsteht und sämtliche Nachteile aufzählt. In dieser Beziehung bin ich gern altmodisch: Ich glaube, dass Auge und Hand des Operateurs immer noch die besten Instrumente sind.

Dies betrifft auch all die minimalinvasiven Methoden, bei denen der Patient hinterher keine große Narbe mehr hat, sondern nur noch vier, fünf kleinere Narben nebeneinander, dort, wo die Stiche stattfanden. Aber ist es entscheidend, ob jemand eine zehn Zentimeter lange Narbe hat oder mehrere kleine? Es kommt auf die Qualität des Eingriffs am Herzen selbst an, das hat die Priorität, und es ist nicht wirklich wichtig, ob aus kosmetischen Gründen eine Narbe weniger da ist oder nicht. Klar schaudert man bei der Vorstellung, da kommt jemand mit der Kreissäge und sägt einem das Brustbein der Länge nach auf, das verstehe ich. Doch Schnitte vorne über dem Brustbein machen, wenn sie verheilt sind, weniger Beschwerden. Gelegentlich pikst da mal ein Draht, der später entfernt werden muss. Aber die Stiche und Schnitte, die seitlich am Brustkorb entlanglaufen, bei denen man dachte, sie seien kosmetisch schöner, insbesondere dann, wenn man im Bikini am Strand liegen möchte, oder weil sich kleinere Narben leichter durch einen BH verstecken lassen, haben ihren Preis. Die Patienten nach seitlichen Operationen haben wesentlich mehr Beschwerden, denn die Öffnung auf der Seite bedeutet, dass man den Rippenfellraum öffnen muss, also den Raum, in dem sich die Lunge bewegt. Durch ihn muss man, wenn man zum Herzen will, und dieses Rippenfell selbst ist sehr sensibel. Wenn sich, wie üblich nach einer Operation, etwas Flüssigkeit im Rippenfellraum ansammelt, legen sich die sehr feinen Häute des Rippenfells aneinander, sie verkleben dann im Sinne einer Entzündung. Das sollte man bei herzchirurgischen Eingriffen wissen.

Als ein Kollege von mir, ein Radiologe, mich aufsuchte, weil er einen Mitralklappenfehler hatte und eine Mitralklappenrekonstruktion wollte, hatte er sich erbeten, ich solle das doch über einen minimalinvasiven Eingriff machen, also einen seitlichen Zugang. Ich sagte ihm: »Seien Sie darauf gefasst, dass Sie hinterher Beschwerden haben werden.« Das hinderte ihn nicht daran, sich weiterhin einen minimalinvasiven Eingriff zu wünschen. Ich tat, wie mir geheißen, doch später beschwerte er sich, dass er Schmerzmittel nehmen müsse. Na ja, es gibt eine Redewendung: »Hoffart muss leiden.« Heute, in der modernen Herzchirurgie, versucht man sich oft einen Namen über kosmetisch schöne Ergebnisse zu machen. Auch das ist ein Werbeaspekt. Geht jemand mit kleinen Schnitten und feinen Nähten an der Haut hausieren, so sollte man sich bewusst machen: Das ist nicht das Entscheidende. Entscheidend ist, was der Chirurg am oder im Herzen macht.

16 *Frauen haben andere Herzen als Männer – aber beide oft keinen Organspendeausweis*

Anfangs hatte ich meine Witze darüber gemacht, wenn das Wort »Gender-Medizin« fiel. Wir Ärzte wussten ja seit Langem, dass es Unterschiede bei Frauen und Männern gibt, dazu brauchte man doch nicht einen solchen Terminus technicus. Aber ich ließ mich eines Besseren belehren, denn offensichtlich war dieser Gender-Aspekt nie wissenschaftlich betrachtet worden, zumal nicht im Hinblick auf bestimmte Krankheiten. Das wurde mir aber erst nach und nach bewusst, und der Aufhänger, dass ich in dieses Thema stärker involviert wurde, war ein Gespräch mit einer Anästhesistin, die am Virchow-Klinikum arbeitete, es fand Mitte der Neunzigerjahre statt. Als Frauenbeauftragte für den Fachbereich Medizin an der Charité machte sie den Vorstoß, man solle doch das Thema Gender-Medizin mal stärker beachten und schlug vor, dafür eine eigene Professur an der Charité einzurichten.

Wichtig waren ihr die kardiovaskulären Krankheiten, die Koronarkrankheiten und Herzinfarkte, die bei Männern und Frauen gewisse Unterschiede aufweisen. Es gibt geschlechtsspezifische Symptome. Frauen bekommen, mit wenigen Ausnahmen, kaum einen Herzinfarkt vor der Menopause. Die weiblichen Geschlechtshormone sind offensichtlich mit dafür verantwortlich, dass die Arteriosklerose der Koronararterien sich bei Frauen nicht so entwickelt wie bei Männern. Die erwähnten Ausnahmen sind Frauen, die viel rauchen und gleichzeitig Kontrazeptiva nehmen, oder sie entwickeln aus genetischen Gründen frühzeitig eine Arterienverkalkung, dann schon im Alter zwischen dreißig und vierzig Jahren. Ansonsten sind die meisten Frauen vor dieser Krankheit vor der Menopause gefeit. Aber Frauen kommen nicht davon, sie holen die Männer in den folgenden Jahrzehnten sukzessive ein, und bei den Frauen, die über fünfundsechzig, siebzig Jahre alt sind, gibt es zu gleichaltrigen Männern keine statistischen Unterschiede mehr.

Diese Differenzen waren jedoch wenig untersucht worden. Außerdem hatte man festgestellt, dass Frauen häufiger die typischen Symptome eines Herzinfarkts, also Brustschmerz und eine Angina pectoris, fehldeuten und erst spät zum Arzt gehen. Aber es gab noch weitere interessante Aspekte, die bei Frauen und Männern in unterschiedlicher Häufigkeit auftraten und denen man auf den Grund gehen wollte. So war nie ganz geklärt worden, warum früher das rheumatische Fieber mit der Entwicklung von Herzklappenfehlern (meist Verengungen der Mitralklappe) bei jungen Frauen im Verhältnis zu jungen Männern vermehrt auftrat.

Jener Wunsch der Frauenbeauftragten, solche Erkenntnisse verstärkt in eine wissenschaftliche Aktivität einzubringen, fand die Charité zwar toll, gab aber auch sofort zu verstehen, man hätte keine Mittel dafür. Das fand ich schade. Nach Rücksprache mit Frau Vera Regitz-Zagrosek, einer Kardiologin, die bei uns arbeitete und Interesse an der Gender-Medizin hatte, brachte ich in Sitzungen des Dekanats der Charité mehrmals dieses Thema vor und ließ durchblicken, dass wir durchaus bereit wären, eine solche Professur als Stiftungsprofessur zu finanzieren. Begleitet wurde das von einem kleinen Rivalitätskampf, denn die Charité wollte eine Kandidatin ihrer Wahl einsetzen, ich dagegen war natürlich bestrebt, unsere Kardiologin aus dem Herzzentrum dort einzubringen. Aber weil wir erklärt hatten, dass wir die Stiftungsprofessur finanzieren würden, konnten wir auch die Personalentscheidung bestimmen, frei nach dem Motto: »Wer zahlt, hat recht«. Und so wurde die Stelle mit Vera Regitz-Zagrosek besetzt.

Der Lehrstuhl an der Charité ist inzwischen eine wissenschaftliche Einrichtung, die mit einer Vielzahl von Beiträgen über Gender-Medizin weit über die Grenzen Deutschlands hinaus bekannt wurde. Ein Beispiel: Eine Aortenklappenstenose, eine Verengung der Aortenklappe, führt zur Belastung der linken Herzkammer und ihrer Muskulatur; zwingend muss eine solche operiert werden, da sonst ein Herzversagen oder ein plötzlicher Herztod droht. Häufiger tritt diese Erkrankung bei Frauen als bei Männern auf und nimmt bei Ersteren oft einen ungünstigeren Verlauf. Auch das Ausmaß der Hypertrophie, der Verdickung der linken Herzkammer, ist beim weiblichen Geschlecht deutlich ausgeprägter als beim männlichen. Warum das so ist, ist bislang unbekannt. Doch durch die Gender-Medizin hat man diese Erkenntnisse beachtet und wissenschaftliche Aktivitäten angeregt.

Eine andere Fragestellung: Wie verhalten sich Patienten nach einer Operation, und zwar geschlechtsabhängig? Warum sind es zu 80 Prozent Männer, die ein Herz transplantiert bekommen, und nur zu 20 Prozent Frauen? Offensichtlich ist das davon abhängig, dass die Erkrankungen, die zu einer Transplantation führen, bei Frauen nicht, seltener oder später auftreten. Koronarerkrankungen oder Kardiomyopathien sind ja die häufigsten Ursachen für eine Herztransplantation, und bei Frauen ist ihr Verlauf meist nicht so schlimm, dass man eine Transplantation in Betracht ziehen müsste. Inzwischen versucht man auch auf molekularer Ebene die Gründe für diese Unterschiede zu erforschen.

Ein großer Fortschritt ist jedenfalls, dass nun der Gender-Aspekt überhaupt in die Betrachtung von Krankheiten Einzug gehalten hat. Wie wirken sich Medikamente auf die unterschiedlichen Geschlechter aus? Studien über eine Medikamentenwirksamkeit, so zeigte sich, waren zuvor nur an Männern gemacht worden. Warum? Weil die Forscher einzig Männer als Probanden genommen hatten, Frauen hatten sie als zu unzuverlässig eingestuft. So kam zutage, dass es tatsächlich verschiedene Reaktionsweisen auf Medikamente bei Männern und Frauen geben kann.

Ich nahm die geschlechterspezifischen Belange sehr ernst, ein aufregendes Gebiet, wo es noch viel zu tun gibt.

Noch viel länger begleitete meine Arbeit eine andere Auseinandersetzung, die um die Organisation der Organspende und die Transplantationsgesetzgebung. In Deutschland waren die Anstrengungen groß gewesen, eine Änderung der Voraussetzungen einer Organentnahme zu erreichen. Eine Neuregelung, eine Reform war unbedingt notwendig, und im Bundestag ging es deshalb Anfang 2020 darum: Organspende nur nach willentlicher Entscheidung oder schon beim Fehlen eines Widerspruchs? Nach langen Debatten über diese beiden Modelle – Widerspruchs- oder Zustimmungslösung – wurde dann aber in einer rückständigen Weise entschieden.

Die Sache hat eine lange Vorgeschichte. Die Diskussionen um den Hirntod und damit die Berechtigung, bei Hirntoten ansonsten funktionstüchtige Organe zu entnehmen, spielte hierzulande seit Beginn der Transplantationen, seit 1970, eine Rolle. Ich verfolgte sie, als es um Nieren- und Lebertransplantationen ging, denn gerade Nierentransplantationen waren zahlenmäßig das bedeutendste Feld der Transplantationsmedizin, und nicht von ungefähr wurden die Verhandlungen hauptsächlich von Nephrologen vorangetrieben. In der Bundesrepublik gab es diesbezüglich bis 1997 keine gesetzlichen Regelungen, während es in der DDR schon ein Transplantationsgesetz gab. Alle Ostblockstaaten waren in dieser Hinsicht fortschrittlicher – in ihnen galt die Widerspruchslösung, die besagt, dass ein Hirntoter ein Organspender ist, es sei denn, er hat zu Lebzeiten einer Organentnahme widersprochen. Das bedeutete, dass man, ohne bei den Angehörigen um Zustimmung nachzufragen, bei einem Hirntoten Organe entnehmen und zur Transplantation weitergeben konnte.

Und weil inzwischen die meisten europäischen Staaten eine Widerspruchslösung hatten, hatte man gedacht, jetzt sei der Zeitpunkt günstig, sie ebenfalls, mit einem energischen Gesundheitsminister, in Deutschland einzuführen. Aber Jens Spahn scheiterte. Leider. Aus meiner Sicht eher aus parteipolitischen Gründen als aus überzeugenden Argumenten, denn die Aktion, die die Grünenvorsitzende Annalena Baerbock initiierte – sie brachte den Vorschlag ein, dass jeder Bürger bei Erneuerung des Personalausweises sowie von Hausärzten darauf hingewiesen werden solle –, um gegen die Widerspruchslösung im Bundestag zu stimmen, ist eine rückschrittliche. Es wird wieder zehn, fünfzehn Jahre dauern, bevor ein neuer Anlauf gemacht werden kann. Schade, man hatte fast den Eindruck gewinnen können, als ob man dem Spahn eins auswischen wollte. Und dass Deutschland, der ewige Oberlehrer, wieder etwas besser weiß als alle übrigen Europäer.

Früher galt in vielen Ländern die Zustimmungslösung. Bei einem Hirntoten konnten Organe entnommen werden, wenn er einen Organspendeausweis hatte (ich habe noch einen aus den Siebzigerjahren). Der Ausweis besagt, dass man einverstanden damit ist, nach dem eigenen Ableben seine Organe zu spenden. Es ist ein kleines Kärtchen, und es hat viele Bemühungen gegeben, die Menschen davon zu überzeugen, dass sie zu Lebzeiten ihrem Wunsch nach Zustimmung oder Ablehnung Ausdruck geben sollten, indem sie einen Organspendeausweis ausfüllen. Allerdings wurde festgestellt, dass ursprünglich nur zehn Prozent, dann 15 Prozent, und schließlich rund 25 Prozent der Menschen in der deutschen Bevölkerung tatsächlich einen solchen Ausweis haben und immer bei sich tragen – obwohl es umfassende Aktivitäten gegeben hatte, auch über die Krankenkassen, ihn publik zu machen und zu verteilen. Die meisten Leute lasen sich das Geschriebene durch, warfen danach aber alles in den Papierkorb. Weil sie, so muss man es wohl interpretieren, wahrscheinlich nicht bereit waren und es noch immer nicht sind, Entscheidungen zu treffen, die jenseits ihres eigenen Todes eine Rolle spielen. Nicht selten hängt das damit zusammen, dass viele Menschen eine tiefsitzende abergläubische Haltung gegenüber dem eigenen Tod haben. Da sie von diesem nichts wissen wollen, sind sie nicht bereit, diesbezüglich irgendwelche Beschlüsse zu fassen. In arabischen Ländern ist es zum Beispiel sehr schwer, Lebensversicherungen abzuschließen. Die Menschen dort sind der Meinung, wenn sie eine Lebensversicherung, die mit ihrem eigenen Tod zusammenhängt, eingehen, rufen sie quasi das Schicksal des Todes herauf.

Langjährige Diskussionen führten dazu, dass man in Deutschland die Zustimmungslösung favorisierte. Die Regelung war dann so: Hatte jemand bei seinem Tod keinen Spenderausweis bei sich, mussten die Angehörigen sagen, wie sich denn womöglich der Verstorbene zu einer Organentnahme gestellt hätte. Sie mussten stellvertretend für den Verstorbenen dessen mutmaßliche Haltung zur Organentnahme dokumentieren. Die Angehörigen lehnten eine solche Entscheidung oft ab, gerade in Situationen, die zu einem plötzlichen Hirntod geführt hatten, etwa bei Unfällen. Damit waren sie weiß Gott schon überfordert genug, und dann kam ein Arzt daher und meinte: »Die Organe wollen wir auch noch gern haben.« Da sagten die meisten natürlich nein. Dieses Problem begrenzte aber mengenmäßig die Transplantationschirurgie in Deutschland.

Die Widerspruchslösung wurde hierzulande mit der Begründung abgelehnt, man wolle dem Staat, der Gemeinschaft nicht so viel Macht geben. Dieses Argument tauchte bei der letzten Abstimmung im Bundestag vermehrt auf. Zurückgeführt wurde das auf die spezifische deutsche Geschichte im »Dritten Reich«, wo der Staat über den Einzelnen entscheiden konnte. Aber Österreich, das ebenso den Nationalsozialismus erlebt hatte, bewilligte eine Widerspruchslösung. Zur Absicherung hatte man ein Gesetz aus den Zeiten von Maria Teresia hervorgeholt, welches besagte, dass jeder Mensch, der in einem öffentlichen Krankenhaus stirbt, obduziert werden soll. Eine Organentnahme, so befand man daraufhin, sei nichts anderes als eine Obduktion. Österreichische Chirurgen sagten nicht von ungefähr über deutsche Transplanteure: »Bringt mal die Bedingungen in eurem Land in Ordnung, ihr könnt nicht immer eure Organe über Eurotransplant beziehen!« Die österreichischen Kollegen stellten nämlich dem Non-Profit-Verband Eurotransplant viermal so viele Organe pro Einwohner zur Verfügung wie die deutschen.

Eurotransplant sorgt für die Verteilung von Spenderorganen in acht europäischen Staaten (Belgien, Deutschland, Kroatien, Luxemburg, Niederlande, Österreich, Ungarn und Slowenien). Dieser Service pflegt auch Verbindungen zu nationalen Transplantationsgesellschaften wie France transplant in Frankreich, für den Fall, dass dort ein Organ nicht vermittelbar ist, es keinen geeigneten Empfänger gibt. Dann wird die Information über dieses Organ an benachbarte Institutionen wie Eurotransplant weitergegeben, damit die nach einem geeigneten Empfänger suchen.

Eurotransplant ist die Institution, in der sämtliche potenziellen Empfängerdaten gespeichert werden und in der nach medizinischen Gesichtspunkten und Wartezeit entschieden wird, wohin ein bestimmtes Organ, irgendwo gewonnen, gehen soll, um es dort zu transplantieren. Es ist eine gute Einrichtung, und es ist zu wünschen, dass es einmal eine gesamteuropäische Institution geben wird, alle Länder zusammengefasst, um so einen notwendigen Organaustausch zu gewährleisten.

Jeder Staat hat spezifische Organentnahmegesetze und dementsprechend eine bestimmte Häufung von erhaltenen Organen. Deutschland ist im Eurotransplant-Verbund das größte Land und hat folglich potenziell die meisten Empfänger, zieht aber ständig, wie gesagt, Organe aus den Ländern ab, in denen eine Widerspruchslösung existiert. Das gefällt natürlich nicht. Slowenien, ein kleines Land, muss regelmäßig Spenderherzen abgeben, weil ein Deutscher länger auf der Warteliste ist und dieser Patient den Vortritt hat. Dabei hätte man das Herz vielleicht gut für einen Patienten aus dem eigenen Land verwenden können. Diesem Missverhältnis wollte man mit einer hiesigen Widerspruchslösung entgegenwirken.

Als es in Deutschland überhaupt noch keine gesetzliche Regelung für Transplantationen gab, hatten sich die Transplantationszentren mit einem Netz von Krankenhäusern umgeben, über die Organe für ihre Patienten bezogen wurden. In Hannover, wo ich mit den Herztransplantationen angefangen habe, war dieses Netz durch die Nierentransplanteure gut aufgebaut. Aber das Netz war keine wirklich organisierte Struktur. Letztlich hing viel davon ab, wie aktiv die Transplanteure in den einzelnen Krankenhäusern tätig wurden und Vorträge auf Intensivstationen hielten, um die lokalen Ärzte dafür zu gewinnen, Organspender zu melden. Manche Krankenhäuser hatten eine stattliche Anzahl von Hirntoten, zeigten aber kein Interesse, sie für eine Organtransplantation zu registrieren. Ein Freund von mir, Chef einer großen Unfallklinik im Ruhrgebiet, sagte: »Organentnahme? Das kommt bei mir nicht in Frage, da würde mein Haus ja in Verruf kommen.« Es war eine weit verbreitete Meinung, dass in einem Krankenhaus, in dem zu viele Organentnahmen stattfanden, man vielleicht nicht genug Sorgfalt habe walten lassen. Es wurde angenommen, dass man sogar vorzeitig den Hirntod attestiere, dass ein Mensch noch länger hätte leben können, dass man mit seinen Organen Handel treibe.

Nach langen Diskussionen wurde dann 1997 das erste Transplantationsgesetz für ganz Deutschland erlassen, in dem festgelegt wurde, was wichtig für eine Hirntoddiagnose ist und welche Untersuchungen dafür stattfinden müssen. Attestieren durften einen Hirntod einzig zwei neurologisch vorgebildete Ärzte, die mit dem Transplantationsteam nichts zu tun haben. Deutschland wurde in sieben Organspende-Regionen aufgeteilt, Berlin, Brandenburg und Mecklenburg-Vorpommern bildeten die Organspende-Region Nord-Ost. Jede Region hat eine Geschäftsstelle mit einem Team, das in Krankenhäuser geht, wenn eine Meldung von einem Hirntoten eintrifft. Es führt Gespräche mit den Angehörigen und organisiert den gesamten Ablauf der Organentnahme nach der Zustimmung.

Einige Jahre saß ich in der Ständigen Kommission für Organtransplantation der Bundesärztekammer, und diese Kommission definierte die Bedingungen, um eine transparente und, wie wir meinten, gerechte Verteilung der Organe zu ermöglichen. Denn vorher war es so, dass in einer Region, in der viele Spenderorgane anfielen, meist auch mehr transplantiert werden konnte, und das sollte ausgeschlossen werden. Dann übernahm die Vermittlung der Organe Eurotransplant. Es kann dadurch allerdings passieren, dass ein Team des Herzzentrums Berlin nach München flog, um dort ein Spenderherz zu entnehmen, und gleichzeitig ein Team aus München nach Berlin flog, um ein Herz nach München zu bringen. Um der Gerechtigkeit willen, entstanden zum Teil bizarre Situationen.

Das Transplantationsgesetz von 1997 hatte weiterhin zum Ziel gehabt, die Anzahl der Spenderorgane zu steigern. Aber das Gegenteil war der Fall. Die Anzahl der Spenderorgane in Deutschland nahm ständig weiter ab. Heute sind wir auf einem sehr niedrigen Stand angelangt, weniger als 300 Herzen werden jährlich transplantiert, obwohl 1500 Patienten auf der Warteliste stehen. Und das ist nur eine enge Auswahl von den Menschen, die als Transplantatempfänger in Frage kommen.

Sehr involviert war ich auch in der Organspende-Kommission Nord-Ost, zumal das Herzzentrum die einzige herzchirurgische Klinik in der Region war, die überhaupt transplantierte. Und so kam ich viel rum und lernte die Bedingungen wie auch die Motivationen der einzelnen Krankenhäuser kennen. Mecklenburg-Vorpommern galt lange Zeit als das Bundesland mit der höchsten Organspenderate, obwohl es ein dünn besiedeltes Gebiet ist. Und zwar deswegen, weil viele junge Männer mit starken Motorrädern sich an den Bäumen langer preußischer Alleen den Kopf einstießen. Der Hirntod durch Motorradunfälle war eine weit verbreitete Quelle für Spenderorgane. Das hatte zu makabren Situationen geführt: Einmal transplantierte ich einem Geistlichen ein Herz, und wie viele andere hatte er längere Zeit in einem benachbarten Krankenhaus auf ein geeignetes Spenderorgan gewartet. Er schrieb auf, was er in diesen Wochen empfunden und gedacht, wie er diese Zeit erlebt hatte. Er gestand, dass ihm schreckliche Gedanken durch den Kopf gegangen waren, dass er aus dem Fenster geschaut und sich gesagt hatte: »Oh, heute haben wir Glatteis, das ist gut.« So schön die Transplantationsmedizin ist, sie hat auch ihre finsteren Seiten. Das darf man nicht übersehen, sie führt zu einer Veränderung der moralischen Empfindungen – selbst bei einem gläubigen Menschen. Und man kann davon ausgehen, dass jeder Patient, der auf ein Herz wartet, derartige Gedanken hat: Glatteis, mehr Unfälle.

Auch Autounfälle hatten viele Spenderorgane generiert,

doch als man Sicherheitsgurte verpflichtend einführte, wurden tödliche Unfälle zum Glück weniger. Motorradunfälle haben ebenfalls enorm abgenommen. Und das mag auch eine der Ursachen sein für den Rückgang von Spenderorganen. Zugleich hat die Neurochirurgie große Fortschritte gemacht, ein Patient kann längere Zeit beatmet werden, und wenn seine Lunge dadurch schwer geschädigt und infiziert ist, steht er für eine Transplantation nicht mehr zur Verfügung. Und dann gibt es immer noch die Weigerung der Krankenhäuser, einen Hirntoten zu melden, obwohl das im Transplantationsgesetz mit eingebracht worden war: Kliniken sind verpflichtet, Hirntote zu melden. Es ist noch viel Überzeugungsarbeit notwendig.

2012 erschienen erste Zeitungsberichte über einen Organspendeskandal – den größten in der Geschichte der Bundesrepublik –, aufgedeckt in der Uniklinik Göttingen. Ein Oberarzt, betraut mit der Lebertransplantation, hatte die Daten wartender Organempfänger in seiner Meldung bei Eurotransplant absichtlich manipuliert, sie kränker dargestellt, als sie waren, sodass sie auf eine hohe Dringlichkeitsstufe rutschten. Wirklich schwer kranke Menschen rutschten dadurch nach hinten auf der Warteliste, waren deswegen möglicherweise gestorben. Das war ein Schlag gegen Transplantationen allgemein, und es wurden Untersuchungen in die Wege geleitet, so befasste man sich auch mit der Qualität der Meldungen an Eurotransplant. Dabei kam ans Tageslicht, dass eine Reihe von Kliniken regelmäßig Falschangaben über wartende Patienten abgegeben hatten.

Ich selbst war Vertreter einer strikten Handhabung und forderte Maßnahmen wie die kontinuierliche Überprüfung der Meldung und der Organempfänger in einem Vieraugenprozess, damit valide und zutreffende Angaben bei Eurotransplant ankamen. Zu meinem großen Entsetzen stellte sich dann heraus, dass auch wir im Herzzentrum Fälle hatten, die von der Kommission als fragwürdig angesehen worden waren. Ganz offensichtlich hatte eine Oberärztin, die ich mit der internistischen Seite der Transplantation, mit der Empfängerhandhabung betraut hatte und die die Leiterin meiner Transplantationsstation war, fingierte Angaben gemacht, und zwar in den Jahren 2010 bis 2012. Die Kommission, die die Fälle in diesen Jahren untersuchte, kam zu dem Ergebnis, dass wir tatsächlich Daten manipuliert hätten. Sie konnte aber auch feststellen, dass wir keinen Profit daraus gezogen hatten, es gab keine Häufung von Privatpatienten unter den betroffenen Fällen. Aber immerhin kamen wir damit ins Gerede und in die Öffentlichkeit. Das geschah ein paar Monate vor meinem Abgang.

Ende September 2014 war mein letzter Arbeitstag, und im April kam diese Sache zutage. Das war nicht gerade schön. Doch die Berliner Presse beteuerte, ich sei stets ein großer Verfechter von mehr Transparenz gewesen. Die Oberärztin wurde entlassen, und wir erwarteten ein staatsanwaltliches Untersuchungsverfahren. Zu dem kam es aber nie, die Staatsanwaltschaft hatte nach Sichtung der Unterlagen von einer weiteren Verfolgung abgesehen. Dennoch blieb etwas hängen. Aber auch mit solchen Dingen muss man leben können, gerade in einem so sensiblen Bereich wie der Organtransplantation und Organgewinnung. Da muss alles ganz sauber ablaufen, sonst leidet das gesamte System darunter. In Russland kam es mal zu einer Affäre, zwei Organentnahmeteams hatten sich übers Telefon leichtfertig über ihre Praxis unterhalten und Witze gerissen, es sei nicht immer klar gewesen, ob im einzelnen Fall tatsächlich ein Hirntod eingetreten sei. Danach war über Jahre hinweg keine einzige Organtransplantation mehr in dem Land möglich – weder von der Niere noch von der Leber noch vom Herzen –, weil die Öffentlichkeit so verschreckt war, dass grundsätzlich jede Art von Organentnahme abgelehnt wurde. Nichts. Den Rückgang der deutschen Spenderorgane führte man anfangs auch auf den Skandal in Göttingen zurück, aber bis heute lässt sich das nicht eindeutig belegen. Das hing an anderen Dingen, nicht an den Vorgängen und Skandalen einzelner Kliniken.

Epilog – Bloß kein Sauerbruch sein

Mein Leben war nicht ungewöhnlich spektakulär gewesen, letztlich habe ich viel gearbeitet. Und das war ein Problem: dass ich die Menschen, die das Leben mit mir geteilt haben, im Grunde mal mehr und mal weniger vernachlässigt habe. Mit einer Jugendfreundin habe ich einen Sohn. Viele Jahre blieb ich Junggeselle, bis ich mit vierzig geheiratet habe und noch eine gute Familie zusammengekriegt habe. Aber auch mit meiner Frau und den drei gemeinsamen Kindern habe ich weniger Zeit verbracht, als vielleicht notwendig gewesen wäre. Dennoch habe ich das Glück, dass alle ihren Weg gemacht haben, mit allen stehe ich auf gutem Fuß. Aber manchmal denke ich, es wäre vielleicht doch besser gewesen – sowohl für sie als auch für mich –, mehr Zeit auch dafür zu haben. Heute sind sie erwachsen und selbstständig. Mein ältester Sohn Stephen ist Rechtsanwalt, meine Tochter Anna Psychiaterin in Neukölln, Anton ist wie ich Chirurg geworden und Titus hat Psychologie und Wirtschaft in England studiert. Meine Ehe hat jedoch nicht länger als fünfundzwanzig Jahre gehalten, seit fast zwölf Jahren lebe ich inzwischen mit meiner Partnerin Eva Maria zusammen, auch eine Herzchirurgin.

Das ist der Lauf der Dinge. Wenn man sein Leben mit siebenundsiebzig Revue passieren lässt, gibt es verschiedene Stolpersteine oder Seitenwege, da kann ich keine romantische Geschichte daraus machen. Früher war der Tag voll, und auch die Nacht war ausgefüllt, mit meinem Beruf und diesen und jenen Aufgaben, Plänen oder Kongressen. So ging das Leben dahin. Wegen der Corona-Pandemie saß ich viel zu Hause, erinnerte mich und hatte viel Zeit zum Nachdenken. Da fragte ich mich: Was wäre gewesen, wenn ...? Vielleicht hätte man doch das eine oder andere besser machen können. Ich war für meine Kinder immer da, wenn sie mich brauchten. Andererseits: Ich hatte in meinem Leben alles allein hinbekommen müssen, ohne Hilfe von außen, und so bin ich davon ausgegangen, dass andere Menschen auch so sind und keine ständige Unterstützung brauchen. So ganz stimmt das aber nicht, wie ich inzwischen weiß.

Wichtig war mir immer gewesen, offen gegenüber Neuerungen zu sein, zugleich versuchte ich mir ein Bild darüber zu machen, ob die Methode etwas für den Patienten bringt oder ob man nur etwas macht, weil es eben neu ist. Es gibt Mediziner, die prinzipiell alles Neue einführen, auch wenn sie es kurze Zeit später wieder verwerfen. Es ist wichtig, dass man kritisch bleibt und sich in Abwägung zu den vorhandenen Behandlungstechniken seine eigene Vorstellung macht. Die Gesundheit des Patienten hat dabei die oberste Priorität. Und Gesundheit ist für mich dann gegeben, wenn der Körper in all seinen Funktionen uneingeschränkt intakt ist, wenn er auf äußere Belastungen und Einflüsse, aber genauso auf innere Belastungen und Einflüsse reagieren kann, ohne dass es zerstörerische Momente gibt.

Will man eine große chirurgische Klinik leiten, sollte man auch auf gewisse Prinzipien achten, auch Regeln einführen, die strikt eingehalten werden sollten. Etwas Despotie ist dabei erforderlich. Einige Grundprinzipien der Chirurgie sind sehr alt und haben nach wie vor ihren Wert, es sind Leitsätze wie: Soll man operieren? Wann soll man operieren? Wie schnell muss man operieren? Diese Fragen stammen aus den letzten Jahrzehnten des vorletzten Jahrhunderts, als die Chirurgie sich als Fach wissenschaftlich etablierte. Ich denke, dass man sich ihnen wieder und wieder stellen muss, vielleicht vor jedem Eingriff, und dass man sie an die Mitarbeiter weitergibt. Denn wenn jemand grundsätzlich alles operiert, was technisch machbar ist, wird man auch Unglück produzieren, das es zu vermeiden gilt.

Nicht zu vergessen ist die Frage: Wen darf man operieren? In der Corona-Pandemie ist sie wieder zutage getreten, in Italien, als offenkundig wurde, dass Ärzte aus Kapazitätsgründen die Behandlung von Patienten ablehnen mussten, also eine Triage durchführten. Oder: Wenn man einem Hundertjährigen laut Befund eine große Operation angedeihen müsste, ist zu überlegen, ob das Risiko nicht den Benefit des Eingriffs übersteigt. Eine Rolle spielt die Triage sicher bei allen Verfahren, bei denen von der Kapazität her ein Mangel vorhanden ist. Bei Transplantationen wird das aber besonders deutlich, da sie durch die Anzahl der verfügbaren Organe zu einer Auswahl der Patienten zwingen. Diese Auswahl kann durchaus unmenschlich sein, und man sollte sich dessen bewusst sein. Es ist und bleibt schwerwiegend, wenn man jemanden als »zu alt für eine Transplantation« einstuft, weil das im Zweifelsfall den baldigen Tod dieses Patienten bedeuten kann. Umgekehrt muss man sich fragen, ob man Gutes tut, wenn man einen Siebzigjährigen wie einen Vierzigjährigen behandelt, der eine erheblich größere Lebenserwartung hat oder ein deutlich niedrigeres Operationsrisiko mit sich bringt. Über all das muss man sich im Klaren sein, selbst wenn es in der modernen Medizin nur bedingt ausgesprochen, sondern eher verdrängt wird.

Nicht umsonst gibt es Ethikkommissionen – auch am Herzzentrum hatte ich eine eingeführt. In ihr saßen Chirurgen, Anästhesisten, Intensivmediziner, Pflegekräfte und unsere Pastorin, um solche kritischen Fälle zu besprechen. Es bleibt aber letztlich die Entscheidung des leitenden Chirurgen. Genau wie die, wann bei einem Patienten die Therapie eingestellt werden soll. Heute eine nicht seltene Situation, weil die modernen Möglichkeiten der lebenserhaltenden Intensivmedizin so ausgeprägt sind, dass man nahezu tote Körper mit Maschinenhilfe über lange Zeit am Leben erhalten kann. Manche Patienten vegetierten jahrelang auf Intensivstationen, und am Ende waren Gerichtsentscheide nötig, um dem Wunsch von Angehörigen stattgeben zu können, die Therapie zu stoppen. Und die Situation ist auch deshalb nicht selten, wenn man bedenkt, dass die Menschen heutzutage in der Regel nicht zu Hause sterben, sondern im Krankenhaus, umgeben von den Segnungen der Intensivmedizin. Sie müssen oder wollen diese dann über sich ergehen lassen.

Es gab eine Zeit, da wurden Patienten, die man nach einem Herzstillstand reanimiert hatte, von einigen Krankenhäusern zur Weiterbehandlung abgelehnt. Mit der Maßgabe, es sei doch sinnlos, so jemanden »zurückzuholen«. Was sehr leichtfertig dahingesagt war. Ich erinnere mich noch gut an einen meiner Mitarbeiter, der bei einer Veranstaltung ein Kammerflimmern erlitt und von Kollegen reanimiert wurde. Er wäre wohl gestorben, wenn er nicht bei uns gelandet wäre. Heute lebt er immer noch ein gutes, uneingeschränktes Leben.

Einmal operierte ich einen Präsidenten der Freien Universität, der skeptisch gegenüber Verfahren der modernen Medizin war, nichts von der »Apparatemedizin« hielt. Der hatte im Winter einen schweren Verkehrsunfall mit einem Abriss der Hauptschlagader und war als Notfall zu uns ins Herzzentrum gebracht worden. Während der Operation ersetzte ich einen Teil der Hauptschlagader in tiefer Hypothermie, jenem Verfahren, bei dem man die Körpertemperatur auf 15 Grad Celsius und weniger abkühlen lassen kann, um den Kreislauf abzustellen. Hinterher sagte ich zu ihm: »Jetzt haben Sie mal die volle Breitseite der modernen Apparatemedizin genossen.«

Diese Erfahrungen zu teilen und an die nachfolgenden Medizinergenerationen weiterzugeben sollte jedem Arzt wichtig sein.

Im Juni 2011 richtete ich den 21. Kongress der World Society of Cardiothoracic Surgery (WSCTS) im Hotel InterContinental in Berlin aus, und während dieser Veranstaltung tagte erstmals auch die »Roland Hetzer International Society of Cardiothoracic and Vascular Surgery (RHICS e. V.)«, die im Jahr zuvor von der Privatdozentin Dr. Eva Maria Javier Delmo und den Professoren Jürgen Ennker (Lahr) und Matthias Loebe (Houston) gegründet worden war. Diese Gesellschaft hat es sich zur Aufgabe gemacht, in regelmäßigen Symposien brennende Themen in unseren Fachgebieten zu behandeln. Sie hat jetzt mehr als 180 Mitglieder aus 23 Ländern und fünf Kontinenten. Diese Expertenforen wurden bisher in Berlin, Freiburg, Hongkong, São Paulo, Fort Lauderdale, Lissabon, Bologna, Taipeh, Hangzhou, Seoul, Moskau, Barcelona, Mailand und Shanghai abgehalten, das letzte sollte im März 2020 im thailändischen Chiang Mai stattfinden. Es wurde ein Opfer von Covid-19, und das nächste Symposium ist für 2022 in Nara (Japan) geplant. Im April 2021 hielten wir ein solches Forum über eine Internetschaltung ab, es wurde initiiert von Professor Matthias Loebe aus Miami, teilgenommen haben als Referenten Mitglieder aus den USA, Brasilien, China, Taiwan, den Philippinen, Japan, der Schweiz, England und Deutschland zu dem Thema »Auswirkungen von Covid-19 auf die Herz- und Gefäßchirurgie«, das Einblicke in die Situation in den verschiedenen Regionen dieser Welt lieferte.

Zu meinen nicht ganz so guten Erinnerungen gehören die letzten Jahre im Herzzentrum. Mein Abgang. Wahrscheinlich ist es bei jedem so, der der Meinung ist, er hätte in seinem Job eine wichtige Rolle gespielt, dass er – wenn sein berufliches Ende naht – mit dem, was nach ihm kommt, nicht so wirklich zufrieden ist. Vermutlich ist das normal. In den Jahren 2000 bis 2012 hatte ich ein stattliches Imperium zusammenaddiert, das gut funktionierte und eine gute Reputation hatte, auch weltweit. Im Lauf der Jahre erhielt ich sechs Ehrendoktortitel und eine Reihe von Ehrenmitgliedschaften; alles in allem eine große und erfüllende Wertschätzung. Der Höhepunkt war vielleicht mein sechzigster Geburtstag 2004 mit einer tollen Feier im Meilenwerk in Berlin, meine Mutter konnte noch daran teilnehmen, einige Jahre bevor sie verstarb. Viele Gratulanten waren gekommen, Politiker, Freunde, Kollegen, das war sehr eindrucksvoll.

Schlechter wurde es erst 2012. In diesem Jahr fuhr ich zu einem Vortrag nach Bad Kissingen, zuerst reiste ich im Flugzeug, dann holte mich eine Fahrerin am Frankfurter Flughafen ab und brachte mich nach Bad Kissingen. Schon während ich den Vortrag hielt, fühlte ich mich nicht wohl. Zwei Wochen später und längst wieder zurück in Berlin hatte ich eine massive Lungenembolie. Wahrscheinlich verursacht durch die Flugreise und die Autofahrt. Auf längeren Flugreisen spritzte ich schon seit einiger Zeit Heparin. Das hatte ich in diesem Fall unterlassen, weil es nach Frankfurt nur ein kurzer Flug gewesen war – dennoch war er möglicherweise die Ursache für die Lungenembolie, die mich erheblich mitnahm. Mit der Embolie fuhr ich noch im Auto zum Notar, um den Kauf einer Wohnung zu beglaubigen, jener Wohnung in Charlottenburg, in der ich jetzt lebe. Drei Jahre zuvor war ich aus unserem Haus ausgezogen, das ich meiner Frau überlassen habe.

Die Lungenembolie warf mich ziemlich aus der Bahn, ohne Eva Maria hätte ich die ersten Nächte nach der Lungenembolie wohl kaum überlebt. Fast sechs Wochen dauerte es, bis ich mich wieder erholt hatte, sechs Wochen, in denen ich zu Hause bleiben musste. In dieser Phase wurde vermehrt über Infektionen auf Frühgeborenenstationen diskutiert. Im Herzzentrum war ein Kind operiert worden, das offensichtlich eine solche Infektion hatte, und das Kind starb dann auch. Die Presse griff das auf, es kam zu staatsanwaltlichen Ermittlungen, und währenddessen befand ich mich in einer Lungen-Rehaklinik und konnte nicht eingreifen. Der Rest des geschäftsführenden Vorstands handhabte es so, indem man sich – letztlich klugerweise – gegen alle Meldungen von außen abschottete und auch keine mehr herausgab. Als ich nach meiner Genesung zurückkehrte, musste ich feststellen: Das Herzzentrum war nicht mehr dasselbe.

Erste Pläne waren gemacht worden, das Imperium, das ich errichtet hatte, anders zu organisieren. Man gab mir zu verstehen: »Dieser große Kuchen muss in Zukunft aufgeteilt werden«, und einer der Oberärzte, ein sehr geschickter Kinderherzchirurg, drohte mit seinem Weggang, wenn er nicht eine eigenständige Abteilung bekommen würde, das sei die Bedingung für sein Bleiben. Seine Vorgehensweise, dem Verwaltungsdirektor und mir das Messer an die Brust zu setzen, gefiel uns nicht, und wir haben ihn ziehen lassen. Das war aber das erste Anzeichen einer strukturellen Krise. Ich sagte dann, es sei nicht verkehrt, tatsächlich eine eigene Abteilung für die Kinderherzchirurgie aufzumachen, wobei es dann ein halbes Jahr dauerte, bis wir einen geeigneten Kandidaten gefunden hatten, jemanden, der in den Neunzigerjahren seine Ausbildung bei uns gemacht hatte und später nach Australien und in die USA gegangen war, um sich weiterzubilden. Das war, wenn man so will, der erste Teil des großen Kuchens der Hetzer'schen Klinik, der abgetrennt wurde. Das war kein großes Unglück, weil klar war, dass das ohnehin irgendwann angestanden hätte. Ein Generationenwechsel war fällig.

Nach der Kinderherzchirurgie kam die Kardiologie dran, die von Professor Eckart Fleck geleitet wurde, schließlich die Chirurgie, die ich zu verantworten hatte.

Mein Abgang war dann am 30. September 2014, meine Zeit war offiziell zu Ende. Der Präsident des Stiftungsrats hatte zum Abschied noch eine überschwängliche Rede voller Lob auf mich gehalten, verglich mich sogar mit Goethe – »ein anderer großer Deutscher«. Zum Abschied hatte er mir eine Bronzebüste von mir selbst schenken wollen. Nach dieser Ankündigung saß ich einem italienischen Bildhauer ein paarmal Modell, sodass er am Ende eine lebensgroße Büste von mir schuf. Diese wurde dann zu meiner Verabschiedung vom Stiftungsrat enthüllt, das war, nachdem ich schon ausgeschieden war.

Das jedenfalls war der Schlusspunkt einer langen und spannenden Geschichte. Ich zog mich zurück. Aber weil einige Patienten mich auch weiterhin sehen wollten oder meinen Rat suchten, schloss ich mich zunächst einer Gruppe von Kardiologen und Herzchirurgen an, die Unter den Linden eine Praxis hatten, das Cardio Centrum Berlin, und dann in einer Praxis am Kurfürstendamm. Dort kann ich bis heute Patienten treffen, auch ausländische Patienten. Operiert habe ich nicht mehr, denn als ich im Herzzentrum aufhörte, war ich fast einundsiebzig Jahre alt – das ist üblicherweise die Zeit, wo man nicht mehr operieren sollte. Sonst geht es einem wie Ferdinand Sauerbruch, der am Ende zu Hause in der Waschküche operierte und dabei Patienten umbrachte. Jürgen Thorwald schrieb darüber ein Buch mit dem Titel: *Die Entlassung. Das Ende des Chirurgen Ferdinand Sauerbruch.*

Sauerbruch hatte selbst seine Memoiren geschrieben, wahrscheinlich in der gleichen Form, wie ich das jetzt tue, die sich dann aber als geschönt herausstellten. Diese letzte Phase seines Lebens, in der er Patienten gefährdete, hatte er ausgeklammert. Es ist unerfreulich, sich mit dem Ende einer beruflichen Karriere auseinanderzusetzen, und doch zugleich unerlässlich. Niemals wollte ich wie Sauerbruch als alter Mann werden. Er hatte als schon schwer cerebralsklerotischer Mann, also mit massiven Durchblutungsstörungen im Gehirn, so furchtbare Dinge an mehreren erkrankten Menschen gemacht, die voller Hoffnung zu dem großen »Gott« Sauerbruch gegangen waren. Und alles, was er vorgeschlagen hatte, wurde von ihnen als unzweifelhaft betrachtet. So sollte es nicht sein. Zwar wurde ich diesbezüglich mehrfach von verschiedenen Krankenhäusern angesprochen, aber ich habe nie wieder angefangen, zu operieren.

Aber alles in allem: Ich habe immer gern operiert. Sehr gern.

Dank

Schon seit einiger Zeit habe ich mich mit dem Gedanken getragen, einige für mich wichtige Wendungen und Ereignisse meines Lebens niederzuschreiben, und erwähnte dies in einem Gespräch mit Ulrich Ströher im Rahmen einer Zusammenkunft bei Berlin Heart. Herr Ströher bot mir dann an, darüber mit dem Suhrkamp Verlag zu sprechen. Dort unterhielten wir uns dann mit Friedrich-Karl Sandmann über dieses Projekt, und bei einem weiteren Treffen brachte Herr Sandmann Regina Carstensen mit. Wir vereinbarten, dass wir uns zu Interviews treffen wollten. Da kam Corona dazwischen, und wir unterhielten uns dann, immer dienstagsnachmittags, übers Telefon von Berlin nach München, immer eine Stunde.

Da ich keine wohlorganisierte Planung hatte, kam ich bei diesen Gesprächen vom Hundertsten ins Tausendste, und ich hatte schon große Bedenken, wie wohl Regina Carstensen mit diesem Wirrwarr zurechtkommen würde, und sie hat es tatsächlich in äußerst sympathischer Weise verstanden, einen durchgehenden Fluss in diese Erzählung zu bringen und mit einer lebendigen Spannung zu versehen, sodass ich das Büchlein in einem Satz lesen konnte, ohne aufzuhören.

Ich danke Regina Carstensen vielmals für diese geschickte Darstellung, und ich danke Herrn Sandmann, dass er die Regie über das Vorhaben übernommen und beratend betreut hat.

Und ich danke natürlich Herrn Ströher für seine Vermittlung und Unterstützung und den Mitarbeitern des Suhrkamp Verlags für ihre professionelle Arbeit.

Schließlich danke ich meiner Lebensgefährtin Eva Maria für die redaktionelle Hilfe.